脑血管病
社区防治指南

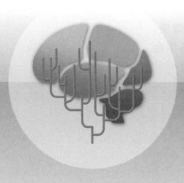

北京慢性病防治与健康教育研究会　组织编写

主　审　王拥军

主　编　胡长梅

编　审　（以姓氏笔画为序）

王　晨　刘亚欧　杨淑桂　吴章薇　张拥波
郑华光　柳　萍　夏　萌　徐光青　高　利
陶茂萱　黄大勇　戚晓昆　龚　涛　蔡卫新

编　委　（以姓氏笔画为序）

于春洋　于惠贤　马　力　王晴晴　卢　肖
乔杉杉　刘　然　刘晓楠　李　伟　李越秀
沈　宓　张　林　张　婧　张倩倩　周石青
赵依双　胡安明　洪楚奕　曹　月　韩晓燕
戴　培

人民卫生出版社
·北京·

版权所有，侵权必究！

图书在版编目（CIP）数据

脑血管病社区防治指南 / 北京慢性病防治与健康教育研究会组织编写 . —北京：人民卫生出版社，2020.9

ISBN 978–7–117–30449–8

Ⅰ. ①脑… Ⅱ. ①北… Ⅲ. ①脑血管疾病 – 防治 – 指南 Ⅳ. ①R743–62

中国版本图书馆 CIP 数据核字（2020）第 167020 号

人卫智网	www.ipmph.com	医学教育、学术、考试、健康， 购书智慧智能综合服务平台
人卫官网	www.pmph.com	人卫官方资讯发布平台

脑血管病社区防治指南
Nao Xueguanbing Shequ Fangzhi Zhinan

组织编写：北京慢性病防治与健康教育研究会
主　　编：胡长梅
出版发行：人民卫生出版社（中继线 010-59780011）
地　　址：北京市朝阳区潘家园南里 19 号
邮　　编：100021
E - mail：pmph @ pmph.com
购书热线：010-59787592　010-59787584　010-65264830
印　　刷：北京汇林印务有限公司
经　　销：新华书店
开　　本：787×1092　1/16　　**印张：**11
字　　数：268 千字
版　　次：2020 年 9 月第 1 版
印　　次：2020 年 10 月第 1 次印刷
标准书号：ISBN 978-7-117-30449-8
定　　价：78.00 元

打击盗版举报电话：010-59787491　E-mail：WQ @ pmph.com
质量问题联系电话：010-59787234　E-mail：zhiliang @ pmph.com

主审简介

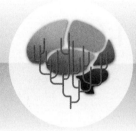

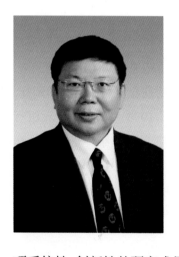

王拥军

　　教授、主任医师、博士研究生导师。现任首都医科大学附属北京天坛医院院长，国家神经系统疾病临床医学研究中心副主任，国家神经系统疾病医疗质量控制中心主任，中国卒中学会执行副会长。

　　长期从事脑血管病的病因与发病机制、关键防治技术与体系建立的相关研究。作为国家"十二五""十三五"脑血管病等重大慢性病重点研发计划的首席科学家，在脑血管病病因和发病机制分型、脑血管病防控优化体系的建立等方面取得了多项系统性、创新性的研究成果，获得新药发明专利，改写了国际脑血管病防治指南与国内外教科书，并将其广泛应用于临床。在 *New England Journal of Medicine*、*Journal of the American Medical Association*、*Circulation* 等杂志发表 SCI 论文 227 篇，被他人引用 2 532 次。其中，针对高危、非致残性脑血管病短程、早期、优化的抗血小板治疗新技术，被 *New England Journal of Medicine* 评为"2013 年度国际医学领域重大进展"，被 *Lancet Neurology* 评为"国际神经病学领域年度八大进展"。入选"万人计划"科技创新领军人才、"北京学者""北京市高层次创新创业人才支持计划"杰出人才，获得国家科学技术进步奖二等奖、教育部科学技术进步奖一等奖、北京市科学技术奖一等奖、中华预防医学会科学技术奖一等奖，获得"全国优秀科技工作者"荣誉称号。2013 年所带领团队被科技部授予首批"重点领域创新团队"荣誉称号。

主编简介

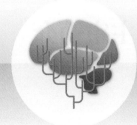

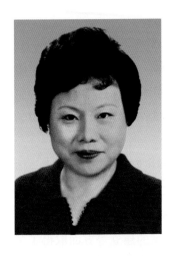

胡长梅

主任医师。1990 年起主持北京市脑血管病防治研究工作，领导并参与了北京市 1991—1992 年的高血压病流行病学调查，总结并发表论文 5 篇，领导并参与了 1996—2002 年世界银行贷款中国疾病预防项目健康促进子项目和健康促进及慢性病综合防治项目。1997 年主持了卫生部脑卒中数据库的应用与研究项目。主持参与北京市政府多项惠民工程，完成了多项北京市科学技术委员会项目、首都医学发展科研基金立项项目、"十一五"国家科技支撑计划项目。

在国内外发表科技论文 28 篇，主编、参编科普著作 16 部，主编适合国内社区医师参考的《社区脑卒中防治指南》（人民卫生出版社出版）。负责慢性病防治工作 20 年来，每年在全市范围内举办脑血管病防治培训班，亲自授课，在社区层面上培养了一支脑血管病防治队伍。获北京市科学技术奖一等奖两项，2002 年被评为"北京市科学技术普及工作先进个人"、2005 年被评为"北京市卫生系统先进工作者"。

序

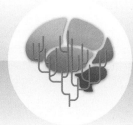

　　脑血管病(cerebrovascular disease，CVD)具有高发病率、高致残率和高死亡率的特点，可以造成严重的疾病负担，给社会和患者家庭带来沉重的打击和巨大的痛苦。为进一步规范脑血管病社区防治工作，控制其流行趋势，提高患者生存率，改善患者生存质量，现组织专家编写《脑血管病社区防治指南》。

　　急性脑血管病又称脑卒中，是一种遍及世界范围的常见病、多发病，对许多中老年人的健康造成极大危害，也是目前导致人类死亡的第二位原因。目前，我国居民脑卒中的主要危险因素包括高血压、糖尿病、高脂血症、无症状性颈动脉狭窄等，加之人口老龄化加剧，我国脑卒中发病率和患病率持续上升。高血压患者除血压均值增高可引起脑卒中风险增加外，个体血压的变异性也会导致其风险增加；糖尿病患者应改善生活方式，首先控制饮食，加强体育锻炼，定期检测血糖。为有效提高脑卒中患者的健康状况，需加强其危险因素的防治。

　　脑血管病社区防治需采取有利于健康的行为和生活方式，以降低危险因素、促进健康、提高生活质量为目标。尽早进行社区防治，能有效降低脑血管病患者的急症发生率和原发病病死率。社区干预能够帮助脑血管病患者建立良好的生活习惯，从而降低病死率，值得推广应用。积极开展以社区脑血管病患者为对象的干预措施，加强健康宣教，使其提高自我保健意识和能力，逐步改变不良生活方式和习惯，是降低脑血管病发病率和死亡率的根本措施。当前，针对脑血管病等慢性疾病的卫生工作重点正在从医院转向社区，社区防治对脑血管病预后具有极其重要的意义，需要社区卫生服务机构积极配合。

　　综上所述，需制订更加积极有效的防治策略。大力推广适合我国国情和不同人群的干预模式，提高医师及患者对脑血管病社区防治的重视，以降低脑血管病对我国居民健康和社会经济的危害。

在此特别感谢为本书付出辛勤劳动的各位作者,在百忙之中抽出宝贵的时间共同撰写《脑血管病社区防治指南》,为社区脑血管病诊断及防治起到指导作用,也为临床工作提供新思路、新方法。

2020 年 7 月

前言

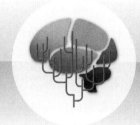

　　社区是脑血管病防治的重要环节,社区医师在脑血管病防治工作中起着不可替代的作用。2006年,为了对社区医师提供脑血管病防治工作指导,使其在脑血管病的预防、急救、康复、护理及转诊等方面有章可循,提高其诊治水平,北京脑血管病防治协会和北京市脑血管病防治指导组办公室组织相关专家制订了《脑血管病社区防治指南》(后简称《指南》),当时仅作为内部培训资料供社区医师使用。这是我国第一本专门针对社区医疗机构制订的指南,《指南》遵循相关循证医学方法,针对社区医师的工作特点,涵盖了社区医师所需要了解并掌握的脑血管病的早期识别、康复、健康教育、患者管理、双向转诊等内容。《指南》发布后,北京市卫生局及北京市脑血管病防治指导组办公室组织专家在全市范围内针对社区医生对《指南》进行讲解培训;朝阳区举办了社区全科医师的培训;西城区疾病预防控制中心为每位社区医师配备了一册《指南》。由于该《指南》针对性强,便于掌握和使用,受到社区医师的广泛欢迎。

　　至今,14年过去了,在脑血管病防治领域又产生了很多新理念、新技术、新方法,且社区医师的医学知识和诊疗水平,也有了相当程度的提高,社区医院的医疗诊治设备比十多年前更加充实、更加先进,医保政策和其所涵盖的药物也有了不少调整,且更加规范。因此,很有必要对原《指南》重新修订,以满足社区医师不断提高的需求。

　　此次制订的《脑血管病社区防治指南》的主要特点有:更新了近年来有关脑血管病高危人群及危险因素的分析,一些以前没有被重视的因素,现在由循证医学证明了其危险性;在预防脑血管病方面,提供了更多、更有效的策略和方法;在鉴别和诊断脑血管病方面,提供了更有效的识别技术及易于操作的治疗方法;对于快速识别、采取有效的急救措施、迅速转诊及绿色通道建设等方面的指导更加完备;更加强调了护理工作的重要性及对护理效果的评价;添加了一些中医中药辨证治疗的理论和方剂;增加了康复治疗的手段及对效果的评价;加强了营养水平评估和营养治疗的具体建议。

　　本《指南》阐述的每一条建议,都反映了循证医学的进展,可靠性强,参与编写的既有三甲医院的临床医师,又有社区医疗中心的医师,这反映了多学科、多层次的充分合作,也体现了社区医师综合防治的知识和水平。本《指南》文字表达清楚,语言简洁清晰,便于社区医师掌握;本《指南》特别提倡在积极预防和治疗脑血管病的同时,应考虑到医疗支出和治疗效果的最大边际效用,即花费 - 效果合适。这本《指南》不仅对社区医师有效实用,还可以作为医师对高危人群及脑血管病患者健康教育的依据和脑血管病二级预防的指导依据。

　　由于参与《指南》编写的医师们都是在繁忙的医疗工作之余完成的,在此,谨向各位编写人员的辛勤付出表示衷心感谢。虽然各位编者已竭尽全力,但仍难免存在疏漏之处,希望广大读者给予指正。

2020 年 7 月

目录

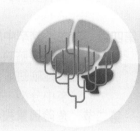

第一章

脑血管病概述

脑血管病（cerebrovascular disease，CVD）发病率、致残率、死亡率高，在世界范围内是造成死亡的第二位因素。我国"十二五"期间，在 31 个省、自治区、直辖市的 155 个城市或农村开展了 480 687 名成年人（≥20 岁）脑卒中流行病学调查。结果显示，年龄标准化的脑卒中患病率为 1 114.8/100 000 人，发病率和死亡率分别为 246.8/100 000 人年和 114.8/100 000 人年。在脑卒中发病构成中，缺血性脑卒中占 69.6%，脑出血占 23.8%，蛛网膜下腔出血占 4.4%，还有 2.2% 不能确定类型。在脑卒中患病构成中，缺血性脑卒中占 77.8%，脑出血占 15.8%，蛛网膜下腔出血占 4.4%，还有 2.0% 不能确定类型。40 岁以上人群脑卒中患病率男性明显高于女性；农村地区脑卒中患病率明显高于城市。

第一节　脑血管病定义

脑血管病（cerebrovascular disease，CVD）是指各种原因所致一个或多个脑血管的病变引起的短暂或永久性脑功能障碍。脑卒中（stroke）属于急性脑血管病，是急性发生的局灶性血管源性神经功能缺损综合征，症状持续 24h 以上或死亡，排除其他非血管病因。

第二节　脑血管病分类

根据近年国内外脑血管病研究及其分类的进展、脑血管病专家提出的脑卒中亚型分类等进行分类。本版分类主要根据脑血管病的病因和发病机制、病变血管、病变部位及临床表现等因素，将脑血管病归为 13 类（表 1-1）。每大类下面包括相关疾病，各疾病下面根据病因或发病机制或病变部位又分成不同亚型。本分类包括了几乎所有常见的脑血管疾病，是系统全面地了解脑血管病的重要参考。与上几版相比，内容更加全面，反映了临床需求和脑血管病的新进展、新认识。例如，将上一版的血管性痴呆改为血管性认知障碍，另外新增了无急性局灶性神经功能缺损症状的脑血管病、脑卒中后遗症和脑卒中后情感障碍等。与国外分类相比,在系统全面的基础上更加简洁,更加贴近国内临床实际。

表 1-1 脑血管病分类

1. 缺血性脑血管病 　(1)短暂性脑缺血发作 　(2)脑梗死(急性缺血性脑卒中) 　(3)脑动脉盗血综合征 　(4)慢性脑缺血
2. 出血性脑血管病 　(1)蛛网膜下腔出血 　(2)脑出血 　(3)其他颅内出血
3. 头颈部动脉粥样硬化、狭窄或闭塞(未导致脑梗死)
4. 高血压脑病
5. 颅内动脉瘤
6. 颅内血管畸形
7. 脑血管炎
8. 其他脑血管疾病
9. 颅内静脉系统血栓形成
10. 无急性局灶性神经功能缺损症状的脑血管病
11. 脑卒中后遗症
12. 血管性认知障碍
13. 脑卒中后情感障碍

　　缺血性脑血管病的原因主要包括:①颅外颈动脉和基底动脉由于动脉粥样硬化引起狭窄,其远端脑组织出现供血不足或分水岭梗死。②动脉壁粥样硬化斑块脱落,引起动脉-动脉栓塞而发生脑梗死。③系统性栓塞(心脏来源,如人工心脏瓣膜、心房颤动、心房血栓脱落、扩张型心肌病或心脏内有分流等)。④细小动脉玻璃样变性,导致微血管病变,形成腔隙性脑梗死。⑤其他少见原因有颈动脉夹层、血管炎或由于血液凝固异常而形成血栓。

　　出血性脑血管病包括蛛网膜下腔出血、脑出血。脑出血常见原因为高血压、脑血管畸形、脑淀粉样变性、溶栓或抗凝治疗所致。蛛网膜下腔出血的常见原因为颅内动脉瘤。其他颅内出血原因为脑血管畸形、高血压,也可见于动脉炎、脑底异常血管网、结缔组织病、血液病、抗凝治疗并发症等。

第三节　脑健康及静止性脑梗死

一、脑健康定义

　　美国心脏协会(American Heart Association, AHA)/ 美国卒中学会(American Stroke Association,

ASA)2017 年首先提出脑健康及保持脑健康的概念,进一步依据可测量、可监测和可改变的因素,定义了脑健康概念的内涵。认知功能是老人健康的重要组成部分和生活质量的重要指标。心血管因素和认知功能密切相关。许多心血管病危险因素是可以控制的,获得脑健康和预防痴呆是有可能的。从预防实践的角度,AHA/ASA 提出脑健康的推荐 7 项指标。其中,4 项指标是理想的生活方式(不吸烟、充足的体力活动、健康的饮食方式和体重指数 <25);3 项指标包括血压 <120/80mmHg(1mmHg=0.133kPa),未经治疗的血清总胆固醇 <5.17mmol/L 和空腹血糖 <5.6mmol/L。同时,为了获得脑健康,还应该遵循其他指南推荐的危险因素控制、社会共同参与。其他非心血管因素也和脑健康相关。通过脑健康概念的提出和相关心血管危险因素控制,希望改善 20% 民众的脑健康状态,同时将心脑血管疾病的死亡率降低 20%。

二、静止性脑梗死定义

症状和体征是脑卒中定义的必要因素之一。然而病理学发现,很多脑血管病并无症状和体征,称之为"静止性脑血管病"。影像学表现符合脑梗死,称之为"静止性脑梗死(silentbrain infarction,SBI)",SBI 的患病率在 8%~28%。因此,SBI 是更严重的公共健康问题。SBI 非常容易发生症状性脑卒中,与正常人群相比危险增加 2~4 倍。SBI 发生认知障碍的风险成倍增加,同时 SBI 合并冠状动脉粥样硬化性心脏病(coronary atherosclerotic heart disease,CHD,简称"冠心病")、心房颤动(atrial fibrillation,AF)、慢性肾功能损害(chronic renal dysfunction,CKD)和糖代谢异常的比例也较高。目前关于 SBI 的主要危险因素的控制(如降压治疗)在培托普利降压研究(the Perindopril Protection Against Recurrent Stroke Study,PROGRESS)亚组分析中并未带来 SBI 的减少;阿司匹林对于降低 SBI 患者复合心血管事件的有效性尚未得到证实。

(郑华光)

第二章

脑卒中危险因素评估与一级预防

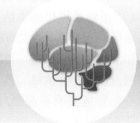

第一节　危险因素及管理

一、不可干预的危险因素

1. **年龄**　年龄是最重要的脑卒中独立危险因素之一。脑卒中发病率随年龄增加而增加,55 岁后每 10 年增加 1 倍。脑卒中大多数发生于 65 岁以上的老人。脑卒中发生率:老年人 > 中年人 > 青年人。

2. **性别**　男性脑卒中发生率比女性高约 30%。在每个年龄组的发病率男性均高于女性。

3. **家族史**　脑血管病家族史是易发生脑卒中的一个因素。父母双方直系亲属发生脑卒中或心脏病时 <60 岁即定义为有家族史。

4. **种族**　不同种族的脑卒中发病率不同,有色人种脑卒中发病率高于白色人种。

此外,社会因素,如生活方式和环境,也可能起一定作用。

二、可干预的危险因素

可干预的危险因素包括高血压、糖尿病、高脂血症、吸烟、饮酒、肥胖、缺少体育锻炼、脑动脉狭窄、心脏病变。其他危险因素有:动脉夹层、卵圆孔未闭、高同型半胱氨酸血症、高凝状态、脑静脉窦血栓形成、女性激素替代治疗、脑出血后抗凝药物的使用等。

三、一级预防的概念

脑血管病的一级预防主要是针对未发生过脑卒中的人群,查明危险因素并对脑血管病的各种危险因素进行干预,目的是减少脑卒中的发病率。

（一）高血压的诊治

目前我国人群高血压患病率仍呈上升趋势。最新高血压调查数据显示,我国≥18 岁成年人高血压患病率为 23.2%，全国患病人数达 2.45 亿；正常高值血压检出率为 41.3%，人数为 4.35 亿。高血压患者的知晓率、治疗率和控制率（粗率）近年来有明显提高，但总体仍处于较低的水平，分别为 51.5%、46.1% 和 16.9%。高钠、低钾膳食、超重和肥胖是我国人群重要的高血压危险因素。

高血压是脑卒中最重要的危险因素，在我国脑卒中造成的疾病负担中 73% 与高血压有关。血压和脑卒中之间存在强烈的、连续的、逐级的、一致的、独立的、预测性的以及因果的相关性。即便是在正常血压范围，血压越高，脑卒中风险也越大。在控制其他危险因素后，收缩压每升高 10mmHg，脑卒中的相对发病危险增加 30%。最近几项前瞻性研究的荟萃分析显示，家庭自测血压对心脑血管疾病的发病率及死亡率的预测价值优于诊室血压（动态血压每增加 1 个 SD，死亡风险增加 58%，HR=1.58，95% 可信区间为 1.56~1.60；临床测量收缩压，血压每增加 1 个 SD，死亡风险增加 2%，HR=1.02，95% 可信区间为 1.00~1.04）。除血压均值增高可引起脑卒中风险增加外，个体血压的变异性也会导致其风险增加。

高血压的治疗目标主要是提高控制率，以减少脑卒中等并发症的发生。患者收缩压与舒张压的达标同等重要，但重点应放在收缩压的达标上。健康的生活方式对防治高血压非常重要，特别是正常血压高值者（收缩压 120~139mmHg 或舒张压 80~89mmHg）建议应用非药物或调整生活方式以降低血压。早期或轻度高血压患者应首先采用改变生活方式治疗，3 个月后效果仍不佳者，应加用抗高血压药物治疗。一旦患者开始应用抗高血压药物治疗，需按时随诊，及时调整用药种类或剂量，直至达到目标血压水平。具体方法及要求与《中国高血压防治指南 2018》一致。同时可以参考 10 年心血管疾病风险的评估结果，制订高血压治疗方案。降压治疗能够降低 20%~30% 的脑卒中发病风险，能减少因高血压导致的相关器官损害或死亡。强化降压是否降低脑卒中的发生、是否安全仍存在争议。在有高心血管风险糖尿病患者参加的 ACCORD（the Action to Control Cardiovascular Risk in Diabetes）血压试验结果显示，强化血压控制（收缩压目标值 <120mmHg）较标准控制（收缩压目标值 <140mmHg）降低脑卒中风险更加显著（HR=0.59，95% 可信区间为 0.39~0.89），但是两组的主要结局（联合非致死性心肌梗死、非致死性脑卒中或心血管病死亡）差异无统计学意义。收缩压干预试验（Systolic Blood Pressure Intervention Trial，SPRINT）研究结果显示，和标准降压治疗组（收缩压目标值 <140mmHg）相比，强化降压治疗组（收缩压目标值 <120mmHg）降低了 25% 的心血管事件和 27% 的全因死亡。但强化降压治疗组和标准降压治疗组的脑卒中发生风险差异无统计学意义（HR=0.89，95% 可信区间为 0.63~1.25，P=0.50）。对于强化降压治疗研究的荟萃分析发现，强化降压治疗降低了脑卒中和心血管复合事件，但是增加了包括慢性肾病等严重不良事件的发生率，在颈动脉或颅内动脉狭窄的亚组，强化降压的疗效差异尚无统计学意义。控制血压对降低脑卒中风险十分关键，各类抗高血压药物均应推荐，以降低脑卒中发生风险。β 受体阻滞剂能够进一步减少近期心肌梗死患者的复合心血管事件风险（RR=0.29，95% 可信区间为 0.22~0.34）；钙离子拮抗剂在预防脑卒中方面有一定的优势（RR=0.92，95% 可信区间为 0.85~0.98），血管紧张素转换酶抑制剂或血管紧张素Ⅱ受体拮抗剂，对于糖尿病患者降压治疗可能额外获益。血压降低的目标因患者特点及合并症不同而有所差异。基于药物基因组学的个体化降压治疗等方面，尚有待进一步研究。

（二）糖尿病的诊治

2 型糖尿病患者与非糖尿病患者比较，发生脑卒中的危险性增加 2 倍。糖尿病与脑血管病高度相关,可使脑血管病加重,所以应重视糖尿病。具体参见《中国糖尿病诊治指南》。

1. 糖尿病诊断标准(每种检查重复一次以确诊) 典型的糖尿病症状 *＋随机 #血浆葡萄糖浓度≥200mg/dl(11.1mmol/L)或空腹 +血浆葡萄糖(fasting plasma glucose,FPG)≥126mg/dl (7.0mmol/L)或口服葡萄糖耐量试验 ^(oral glucose tolerance test,OGTT)2h FPG≥200mg/dl (11.1mmol/L)。

注:* 典型的糖尿病症状指多尿、多饮和不明原因的体重减轻;# 随机指无论何时进食,一天中的任何时间;+ 空腹指至少 8h 无热量摄入;^ 要求使用葡萄糖负荷(75g)。

2. 糖尿病的治疗

(1) 治疗目的:①纠正体内代谢异常;②消除症状,防止急、慢性并发症;③防止长期高血糖引起的胰岛 B 细胞损伤;④恢复正常体重及体力,维持正常的社会活动。

(2) 糖尿病控制目标:见表 2-1。

表 2-1 糖尿病控制目标(亚太地区 2 型糖尿病政策组)

控制指标	良好	一般	不良
血浆葡萄糖(mmol/L)			
空腹	4.4~6.1	≤7.0	>7.0
非空腹	4.4~8.0	≤10.0	>10.0
糖化血红蛋白(%)	<6.5	6.5~7.5	>7.5
血压(mmHg)	<130/80	≥130/80 且 <140/90	≥140/90
体重指数(BMI)			
男	<25	<27	≥27
女	<24	<26	≥26
总胆固醇(mmol/L)	<4.5	≥4.5 且 <6.0	≥6.0
甘油三酯(mmol/L)	<1.5	<2.2	≥2.2
高密度脂蛋白胆固醇(mmol/L)	>1.1	0.9~1.1	<0.9
低密度脂蛋白胆固醇(mmol/L)	<2.6	2.6~3.3	>3.3

(3) 2 型糖尿病治疗的总策略:①饮食控制;②合理的体育运动;③口服降糖药;④胰岛素治疗;⑤控制其他心血管危险因素:高血压、高脂血症、吸烟。

(4) 2 型糖尿病的药物治疗(具体见《糖尿病社区防治指南》):存在脑血管病危险因素的患者应定期检测血糖(I 级推荐),必要时测定糖化血红蛋白(HbA1c)、糖化血清白蛋白或OGTT。糖尿病患者应改进生活方式,首先控制饮食,加强体育锻炼。2~3 个月后血糖控制仍不满意者,应使用口服降糖药或胰岛素治疗。糖尿病合并高血压患者应严格控制血压在140/90mmHg 以下,可依据其危险分层及耐受性进一步降低血压。糖尿病患者在严格控制血糖、血压的基础上,联合他汀类调脂药可有效降低脑卒中的风险。不推荐他汀类药物与苯氧酸类药物联合应用预防脑卒中。

(三) 高脂血症的诊治

血脂蛋白代谢异常与脑卒中发病率之间存在明显相关性。亚太组织合作研究项目通过对 352 033 名受试者的研究发现,总胆固醇每升高 1mmol/L,脑卒中的发生率可增加25%。哥本哈根城市前瞻性心脏队列研究发现,高密度脂蛋白胆固醇(high density liptein cholesterol,HDL-C)每升高1mmol/L,缺血性脑卒中的风险减少47%;非空腹甘油三酯(triglyceride,TG)水平每增加1mol/L,缺血性脑卒中风险增加15%(95%可信区间为9%~22%)。来自50万中国社区人群Kadoorie研究显示,总胆固醇每升高1mmol/L,缺血性脑卒中的发病率可增加17%(RR=1.17,95%可信区间为1.10~1.25),脑出血风险可减低14%(RR=0.86,95%可信区间为0.80~0.92);HDL-C每升高0.3mmol/L,缺血性脑卒中的风险减少7%(RR=0.93,95%可信区间为0.89~0.97),和脑出血无相关性(RR=1.00,95%可信区间为0.96~1.05);甘油三酯水平每增加30%,缺血性脑卒中风险轻度增加(RR=1.02,95%可信区间为1.00~1.04),脑出血风险降低6%(RR=0.94,95%可信区间为1.92~0.96)。

健康生活方式改变是血脂管理的首要步骤,必须贯穿生命的全周期。包括:减少饱和脂肪酸(<总热量的7%)和胆固醇(300~500mg/d)的摄入、选择能降低低密度脂蛋白胆固醇(low density lipoprotein chesterol,LDL-C)水平的食物,如植物固醇(2g/d)和可溶性黏性纤维(10~25g/d)、戒烟、减轻体重、增加有规律的体力活动等。

根据动脉粥样硬化性心血管疾病(atherosclerotic cardiovascular disease,ASCVD)危险程度,决定是否启动药物调脂治疗及治疗强度,将降低LDL-C水平作为防控ASCVD危险的首要干预靶点。将使用中等强度他汀类药物作为中国血脂异常人群的一线起始治疗方案;对于极高危人群,推荐采用强化他汀类药物治疗作为初始方案;调脂治疗需要设定目标值:极高危者LDL-C<1.8mmol/L(70mg/dl);高危者LDL-C<2.6mmol/L(100mg/dl);中危或低危者LDL-C<3.4mmol/L(130mg/dl)。极高危患者基线LDL-C在目标值以内者,LDL-C仍应下降30%左右;LDL-C基线值较高不能达标者,LDL-C至少下降50%。依据个体调脂疗效和耐受情况,适当调整剂量,若胆固醇水平不达标,可与其他调脂药物联用。在启动他汀类药物治疗4~12周后复查血脂,如果必要则进行剂量调整,以后依据需要每3~12个月复查血脂。注意观察调脂药物的不良反应,包括肝肾功能、肌酶水平等。

他汀类药物作为一线治疗方案,对于不耐受他汀类药物治疗的患者,可以考虑非他汀药物来降低低密度脂蛋白(low density lipoprotein,LDL),是否能够降低主要心血管事件(包括脑卒中)尚无明确的结论。在他汀类药物治疗的基础上给予烟酸治疗,可增加HDL-C和降低LDL与甘油三酯水平,但并不能减少主要心血管事件(包括脑卒中)发病,同时会增加肌病等不良事件的风险,国内患者发生比例更高。在2型糖尿病患者中,与安慰剂比较,苯氧酸类药物虽然减少了非致死性心肌梗死的发病(RR=0.76,95%可信区间为0.62~0.94,P=0.01)、降低了尿酸水平和痛风风险(HR=0.48,95%可信区间为0.37~0.60,P<0.000 1),但并未降低脑卒中发病风险(RR=0.90,95%可信区间为0.73~1.12,P=0.36)。苯氧酸类药物和他汀类药物联合应用时,并未降低糖尿病患者的主要心血管事件风险(HR=0.92,95%可信区间为0.79~1.08,P=0.32)。依折麦布通过减少肠道胆固醇的吸收来降低胆固醇水平,IMPROVE-IT试验(Improved Reduction of Outcomes:Vytorin Efficacy International Trial)发现依折麦布联合辛伐他汀可使急性冠脉综合征患者脑卒中风险降低24%(HR=0.76;95%可信区间为0.63~0.91,P=0.003),且随机化前有脑卒中病史的患者脑卒中复发风险高,并从依折麦布联合辛伐他汀治疗中进一步获益(HR=0.52;95%可信区间为0.31~0.86;P=0.011),合并糖尿病或其他高危因素时,获益更大。在最大他汀耐受剂量的基础上给予前蛋白转化酶枯草杆菌蛋白酶kexin-9(proprotein convertase subtilisin/kexin type 9,PCSK-9),能够进一步降低

LDL 水平,在事后分析或高危亚组分析中,发现能够降低主要心血管事件。

1. **吸烟** 吸烟明显增加脑卒中风险,建议患者戒烟以及避免环境中的被动吸烟。进行咨询、烟草替代和口服戒烟药物对吸烟者是有效的,应予推荐。

2. **酗酒** 给予患者及家属健康指导,不要饮酒过量,男性每日饮酒的酒精含量≤25.0g,女性≤12.5g。

饮用含酒精饮料过量,脑卒中危险性增加;酗酒,脑卒中危险性进一步增加。健康年轻人比老年人更容易受酗酒影响,导致脑卒中危险性增加。严重酒精摄入是脑卒中强大的危险因素,与高血压协同,共同引起脑出血和脑梗死。

3. **肥胖** 肥胖能够增加多种疾病的发生,如:高血压、高脂血症、2 型糖尿病、冠心病、脑卒中、胆囊疾病、骨关节炎、睡眠呼吸暂停和呼吸障碍、子宫内膜癌、乳腺癌、前列腺癌、大肠癌。

(1) 肥胖诊断分级:见表 2-2。

表 2-2 肥胖分级 - 体重指数

分类	亚太地区	相关疾病
体重过低	<18.5	低
正常	18.5~22.9	平均水平
超重	>22.9	
肥胖前期	>22.9~24.9	增加
Ⅰ度肥胖	>24.9~29.9	中度增加
Ⅱ度肥胖	>29.9	严重增加

注:如果女性腰围 >80cm,男性腰围 >90cm,也视为肥胖。

(2) 治疗:①饮食治疗。饮食应个体化,要考虑到患者的个体差异。女性患者的饮食热量在 1 000~1 200kcal/d(1kcal=4.18kJ),男性患者为 1 200~1 500kcal/d。除了减少饱和脂肪摄入,所摄入的饮食总脂肪应≤总热量的 30%。单纯减少脂肪百分比本身不会使体重减轻,除非总热量也减少。当减少脂肪的摄入时,首先应减少饱和脂肪,以加强 LDL-C 水平的降低。②体育活动。加强体育锻炼是减肥治疗的一个重要组成部分,持续性体育锻炼对于预防体重反弹最有帮助。另外,除了减肥本身,体育锻炼还有利于降低心血管病和糖尿病的危险。对于大多数肥胖患者,锻炼应缓慢开始,逐渐增大强度,循序渐进。开始时应慢步走、慢频游泳。以慢步走为例,患者散步每天 30min,每周 3d,逐渐增加强度,每天超过 45min,每周至少 5d。减少久坐的时间是另一种加强活动的措施。③药物治疗。适当的药物治疗能够增强体育运动及饮食控制的减肥效果。适合药物治疗的危险因素和疾病是体重指数(BMI)范围为 27.0~29.9,合并有高血压、高脂血症、冠心病、2 型糖尿病、睡眠呼吸暂停。④外科治疗。对于部分严重肥胖(BMI 处于疾病状态)的患者,可采用外科手术的方法进行减肥。外科手术的适应证是内科药物治疗无效的患者、有严重肥胖并发症的患者。手术方式可选择胃肠道手术。

BMI 是单位身高的体重,与身体脂肪的含量明显相关。

BMI 计算方法:体重(kg)÷ 身高(m)^2。

4. **脑供血动脉狭窄**

(1) 诊断方法:依据临床表现及辅助检查确诊。

1）无创检查：颈部血管超声及磁共振血管造影（magnetic resonance angiography，MRA）。

2）有创检查：脑血管造影。

脑供血动脉狭窄在临床上分为无症状性颈动脉狭窄和症状性颈动脉狭窄等类型。

（2）治疗策略

1）脑供血动脉病变危险因素的干预：①高血压的治疗应以收缩压<140mmHg，舒张压<90mmHg为目标。对于糖尿病患者，建议血压<130/85mmHg。②戒烟。咨询专家、烟碱（nicotine）替代治疗、丁胺苯丙酮及正规的戒烟计划等戒烟措施是有助的。③合并症治疗。冠状动脉疾病、心律失常、充血性心力衰竭及心脏瓣膜病应给予适当治疗。④戒酒。应禁止过量的酒精摄入，建议采用正规的戒酒计划。轻到中度的酒精摄入（1~2杯）可减少脑卒中的发生率。⑤建议治疗高脂血症。限制食物中的胆固醇量，减少饱和脂肪酸，增加多烯脂肪酸；适当增加食物中的混合碳水化合物；降低总热量，维持理想的体重并进行规律的体育活动。假如血脂维持较高水平（如LDL>130mg/dl），建议应用降脂药物，尤其是他汀类。治疗的目标应使LDL<100mg/dl。⑥控制血糖。建议禁食状态下的血糖水平<126mg/dl。糖尿病患者应采用控制饮食、口服降糖药物及注射胰岛素等措施降低血糖。⑦建议进行体育锻炼（每次30~60min，每周至少3~4次）。

2）手术治疗：无症状性颈动脉狭窄患者每日服用阿司匹林和他汀类药物，筛查其他可治疗的脑卒中风险因素，进行合理的治疗并改变生活方式。脑卒中高危患者（狭窄>70%），在有条件的医院（围手术期脑卒中和死亡发生率<3%的医院）可以考虑行颈动脉内膜切除术（carotid endarterectomy，CEA）。行CEA的患者，如无禁忌证，围手术期与手术后均建议服用阿司匹林。对慎重选择的无症状性颈动脉狭窄患者（狭窄>70%），在有条件的医院可以考虑行预防性颈动脉支架置入术（carotid artery stenting，CAS），但CAS与单纯药物治疗相比的有效性尚未得到充分证实。对无症状性颈动脉狭窄患者（50%<狭窄≤70%），建议在有条件的医院定期进行超声随访，评估疾病的进展。

5. 心脏病

（1）心脏病的种类：心房纤颤是脑卒中的一个非常重要的危险因素。非瓣膜性房颤患者每年脑卒中的发生率为3%~5%。其他潜在的心脏病通常引起栓塞性脑卒中，原因是心肌病、瓣膜心律失常或间隔缺损［例如卵圆孔未闭（patent foramen ovale，PFO）］等。

（2）治疗

1）心房颤动患者：应根据心房颤动患者的绝对危险因素分层、出血风险评估、患者意愿以及当地医院是否可以进行必要的抗凝监测来决定进行何种抗栓治疗。①瓣膜性心房颤动患者，如CHA_2DS_2-VASc评分≥2分且出血性并发症风险较低的患者，建议长期口服华法林抗凝治疗［国际标准化比值（international normalized ratio，INR）目标值范围2~3］。②非瓣膜性心房颤动患者，CHA_2DS_2-VASc评分≥2分且出血性并发症风险较低的患者，建议口服抗凝药物治疗（Ⅰ级推荐）。可选择华法林（INR目标值范围2~3）；在有条件的情况下，也可选择新型抗凝剂，如达比加群、阿哌沙班及利伐沙班。③非瓣膜性心房颤动患者，CHA_2DS_2-VASc评分为1分且出血性并发症风险较低的患者，可不选择抗栓治疗，也可选择抗凝或口服阿司匹林治疗。④对于CHA_2DS_2-VASc评分为0分的非瓣膜性房颤患者，不需要抗栓治疗。⑤对于不适合长期抗凝治疗的心房颤动患者，在有条件的医疗机构可考虑行左心耳封堵术。⑥对于心脏病，包括心肌梗死合并室壁运动障碍、未合并心力衰竭的扩张性心肌病、非对称性室间隔肥厚等心脏疾病患者(合并／不合并心房颤动),如果存在抗凝禁忌,以及合并房颤而又不适合左心耳封堵术者,可能从吲哚布芬治疗中获益。

2)冠心病患者:为了预防脑卒中,应该使用小剂量阿司匹林(75~150mg/d)。

6. 高同型半胱氨酸血症

(1)诊断:一般认为空腹半胱氨酸血浆水平在 5~15μmol/L 为正常,而 >15μmol/L 提示有高同型半胱氨酸血症。

(2)治疗建议:叶酸与维生素 B_6 和维生素 B_{12} 联合应用,能明显降低增高的血浆半胱氨酸水平。

7. 其他　女性健康研究提示,在年龄≥45 岁的女性中应用小剂量阿司匹林,可以降低首次脑卒中的风险,为阿司匹林在脑卒中一级预防中的应用提供了新的证据。

第二节　基于风险预测的阿司匹林预防策略

一、风险预测模型

评估个体首次发生脑卒中的风险,无论对患者还是医护人员都是有帮助的。使用风险评估工具可识别脑卒中高危人群,对高危个体可起到警示作用,促使其及早重视预防并注意监测自身的危险因素,以及评价治疗和干预的效果。尽管脑卒中风险评估工具已在应用,但危险因素间交互作用的复杂性和受年龄、性别、种族以及地理等分层因素影响的某些因素,在现有风险评估工具中很难做到涵盖所有可能的影响因素。Framingham 脑卒中风险评估(Framingham stroke risk profile,FSP)使用 Cox 比例风险模型,将危险因素作为协变量,分数是按模型系数的权重计算。独立的脑卒中预测因素包括:年龄、收缩压、高血压、糖尿病、吸烟、已患心血管疾病、心房颤动和心电图显示的左心室肥大。尽管 FSP 已被西方国家广泛使用,但其在不同人群、不同年龄区间或不同种族间的有效性尚缺乏研究。除 FSP 之外,还有一些其他风险评估工具在使用。欧洲在借鉴 Framingham 风险评估工具的基础上,建立了一个适合欧洲临床实践的综合风险评估系统(Systematic Coronary Risk Evaluation,SCORE)。为建立一种适用于英国的新型心血管风险评分模型(QRISK),英国研究收集自 1995—2007 年在 318 个诊所登记、无糖尿病和心血管疾病的 128 万例患者的就诊资料,年龄介于35~74 岁之间;验证队列由来自 160 个诊所的 61 万例患者组成,旨在评估 10 年心血管疾病(cardiovascular diseases,CVD)风险。QRISK 较 FSP 更适合英国人群。

10 年 ASCVD 发病风险预测模型和风险分层是"China-PAR"研究的新成果之一。"China-PAR"研究整合了"中国心血管健康多中心合作研究""中国心血管病流行病学多中心协作研究"等 4 项前瞻性队列随访数据,总样本量超过 12 万人,分性别构建了 CVD 终生发病风险预测模型,已证明其具有良好的预测能力。模型适用于 60 岁以下或 10 年心血管疾病风险为中低危的个体,输入年龄、收缩压、总胆固醇、高密度脂蛋白胆固醇、糖尿病等指标数据,即可综合评估 CVD 的终生(至 85 岁)发病风险。

二、Framingham 脑卒中风险预测模型

波士顿大学的 D'Agostino 及其同事,利用 Framingham 研究的资料,制定了一个 10 年脑

卒中预测方法,用来预测中年到老年的 10 年脑卒中概率。其中独立的危险因素包括年龄、收缩压、抗高血压治疗、糖尿病、吸烟、确诊的心血管疾病(心肌梗死、心绞痛或冠状动脉供血不足、充血性心力衰竭或间歇性跛行)、心房颤动和心电图显示的左心室肥大。根据患者危险因素评分,10 年脑卒中危险性可以从 1% 至 80% 以上不等,虽然这一规则具有独立有效性,但是评分方法比较复杂,而且采用这种预测方法是否能改善临床决策的准确性或健康相关结局,尚不肯定。

(一) 患者选择

1. 男性或女性。

2. 55~84 岁。

3. 既往无脑卒中病史。

4. 男性收缩压 95~213mmHg 或女性收缩压 95~204mmHg。

(二) 危险评估所用的参数

1. 年龄。

2. 收缩压。

3. 服用抗高血压药。

4. 糖尿病。

5. 吸烟。

6. 心脏病史[间歇性跛行或充血性心力衰竭(congestive heart failure,CHF)],也包括心肌梗死,心绞痛或某处冠状动脉供血不足)。

7. 心房颤动病史。

8. 心电图上有左心室肥大的证据。

(三) 量表构成

Framingham 脑卒中风险预测量表见表 2-3、表 2-4。

表 2-3 Framingham 研究预测 10 年脑卒中项目赋值

	男性参数		女性参数	
	表现	分数 / 分	表现	分数 / 分
年龄(岁)	54~56	0	54~56	0
	57~59	1	57~59	1
	60~62	2	60~62	2
	63~65	3	63~65	3
	66~68	4	66~68	4
	69~71	5	69~71	5
	72~74	6	72~74	6
	75~77	7	75~77	7
	78~80	8	78~80	8
	81~83	9	81~83	9
	84~86	10	84~86	10

续表

	男性参数		女性参数	
	表现	分数 / 分	表现	分数 / 分
SBP（mmHg）	95~105	0	95~104	0
	106~116	1	105~114	1
	117~126	2	115-124	2
	127~137	3	125~134	3
	138~148	4	135~144	4
	149~159	5	145~154	5
	160~170	6	155~164	6
	171~181	7	165~174	7
	182~191	8	175~184	8
	192~202	9	185~194	9
	203~213	10	195~204	10
抗高血压治疗（mmHg）	无	0	无	0
	有	2	有,且 SBP 为 185~204	0
			有,且 SBP 为 165~184	1
			有,且 SBP 为 155~164	2
			有,且 SBP 为 135~154	3
			有,且 SBP 为 125~134	4
			有,且 SBP 为 105~124	5
			有,且 SBP 为 95~104	6
糖尿病	无	0	无	0
	有	2	有	3
吸烟	无	0	无	0
	有	3	有	3
心血管病史	无	0	无	0
	有	3	有	2
房颤病史	无	0	无	0
	有	4	有	6
心电图上左心室肥大	无	0	无	0
	有	6	有	4

注:SBP:收缩压;1mmHg=0.133kPa;评分解释:最小评分:0 分;男性最高评分:40 分;女性最高评分:44 分。

表 2-4　Framingham 研究预测 10 年脑卒中概率

危险度评分 / 分	男性 10 年概率 /%	女性 10 年概率 /%	危险度评分 / 分	男性 10 年概率 /%	女性 10 年概率 /%
1	2.6	1.1	17	25.5	22.8
2	3.0	1.3	18	29.0	27.0
3	3.5	1.6	19	32.9	31.9
4	4.0	2.0	20	37.1	37.3
5	4.7	2.4	21	41.7	43.4
6	5.4	2.9	22	46.6	50.0
7	6.3	3.5	23	51.8	57.0
8	7.3	4.3	24	57.3	64.2
9	8.4	5.2	25	62.8	71.4
10	9.7	6.3	26	68.4	78.2
11	11.2	7.6	27	73.8	84.4
12	12.9	9.2	28	79.0	>84.4
13	14.8	11.1	29	83.7	>84.4
14	17.0	13.3	30	87.9	>84.4
15	19.5	16.0	≥31	>87.9	>84.4
16	22.4	19.1			

三、阿司匹林预防策略

关于阿司匹林一级预防效果的 ASPREE、ASCEND 和 ARRIVE 研究在 2018 年发表。

ASPREE 纳入了 ≥70 岁（美国少数族裔 ≥65 岁）并且无冠心病、痴呆和残疾的老年人，随机给予阿司匹林 100mg 口服或安慰剂。主要终点是死亡、痴呆和残疾。共有 19 114 例患者纳入研究，其中治疗组 9 525 例，对照组 9 589 例。平均随访 4.7 年。两组的主要终点事件差异无统计学意义（HR=0.95，95% 可信区间为 0.83~1.08）。阿司匹林组出血率（8.6/1 000 人年）与对照组（6.2/1 000 人年）相比较，增加 38%（HR=1.38，95% 可信区间为 1.18~1.62，$P<0.001$）。提示阿司匹林增加出血风险，但是未降低心血管病发病风险。

ASCEND 研究选择年龄 ≥40 岁合并糖尿病但是无冠心病的患者，随机给予阿司匹林 100mg 口服或安慰剂。主要终点定义为不良事件，包括心肌梗死、脑卒中和短暂性脑缺血发作（transient ischemic attack，TIA）、血管源性死亡（脑出血除外）。共有 15 480 例患者纳入研究，其中治疗组 7 740 例和对照组 7 740 例。平均随访 7.4 年。阿司匹林（8.5%）较对照组（9.6%）降低了主要终点事件发病率（HR=0.88，95% 可信区间为 0.79~0.97，$P=0.01$）。阿司匹林组出血率（4.1%）与对照组（3.2%）相比较，增加 0.9%（HR=1.29，95% 可信区间为 1.09~1.52，$P=0.003$）。提示阿司匹林虽然降低了复合心血管病发病风险，但是增加了出血风险。阿司匹林的绝对获益因出血风险的增加而减小。

2018 年，ARRIVE 研究结果在 *Lancet* 发表，该研究选择年龄≥55 岁（男性）或年龄≥60 岁（女性）心血管病风险中等的患者，除外胃肠道出血或其他出血高风险患者和糖尿病患者，随机给予阿司匹林 100mg 口服或安慰剂。主要终点定义为不良事件，包括心肌梗死、不稳定型心绞痛、脑卒中和短暂性脑缺血发作、血管源性死亡。共有 12 546 例患者纳入研究，其中阿司匹林组 6 270 例和对照组 6 276 例。平均随访 60 个月。阿司匹林（4.29%）和对照组（4.48%）主要终点事件差异无统计学意义（HR=0.96，95% 可信区间为 0.81~1.13，P=0.603 8）。阿司匹林组出血率（0.97%）较对照组（0.46%）增加 0.51%（HR=2.11，95% 可信区间为 1.36~3.28，P=0.007）。研究不支持阿司匹林在心血管病中等风险人群常规应用。

2019 年，包括 ASPREE、ASCEND 研究在内的 13 项临床试验荟萃分析在美国医学会杂志（*Journal of the American Medical Association*，*JAMA*）发表，共纳入 164 225 例受试者，随访 105 051 人年。平均年龄 62 岁（极距，53~74 岁），77 501（47%）例为男性，30 361（18%）例为糖尿病患者，基线的心血管风险为 9.2%（极距，2.6%~15.9%）。阿司匹林（57.1/10 000 人年）与安慰剂（61.4/10 000 人年）比较，明显降低复合心血管病发病风险（HR=0.89，95% 可信区间为 0.84~0.95）；绝对危险度（absolute risk reduction，ARR=0.38%，95% 可信区间为 0.20%~0.55%）下降；需要治疗数（number needed to treat，NNT）为 265 人。阿司匹林（23.1/10 000 人年）较对照组（16.4/10 000 人年）增加了主要出血的风险（HR=1.43，95% 可信区间为 1.30~1.56）；绝对危险度升高（ARI=0.47%，95% 可信区间为 0.34%~0.62%）；损害需要人数（number needed to harm，NNH）为 210 人。提示阿司匹林降低了复合心血管病发病风险，但是增加主要出血的风险。需要和患者讨论阿司匹林的获益和出血风险。

综上所述，阿司匹林应用在一级预防的临床实践中，需要选择复合心血管事件发病风险高，而出血风险较低的患者。

第三节　健康促进及卫生经济学评价

健康促进是通过有计划、有组织、有系统的教育活动，促使人们自愿地采取有利于健康的行为，消除或减少危险因素，降低发病率、伤残率和死亡率，提高生活质量和生命质量，并对教育后果作出评价的一门科学。健康促进以传播、教育和干预为手段；以改变行为为目标；以促进健康为目的所进行的一系列活动及其过程。健康促进强调知识、信念和行为的统一，既是一门学科，又是一种方法学，是卫生工作的重要内容和各级各类医务人员的职责。开展健康促进需要社会多部门参与。

健康促进与卫生宣传的区别：卫生宣传仅仅传播卫生知识，多为单向，受众广泛，不注重信息反馈和效果评价；健康促进以卫生知识传播为基础，多为双向，注重行为教育和干预，强调设计和评价；不能把健康促进与卫生宣传等同看待，或以卫生宣传代替健康促进。

健康促进的基石，是将科学研究的结论应用到临床实践中。目前需要建立标准化的健康促进工具，建立健康促进网络，科学实施并评价其效果和花费，包括危险因素的管理水平、疾病预防的效果和卫生资源的利用，计算成本 - 效果比，为预防模式的建立和优化提供科学依据和政策制定参考。

（郑华光）

第三章

急性缺血性脑卒中的处理

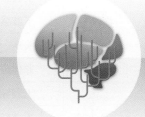

第一节　院前脑卒中急救

一、院前脑卒中的识别

政府主管工作部门要与医学专家一起设计并实施脑卒中公众教育项目。由患者或其他人员及时启动急救系统(120或999)。急救系统人员要优先运送脑卒中患者,应该在运送疑似脑卒中患者途中时,就院前通知准备接收患者的医院,以便医院在患者到达前动员相应资源。并且要缩短转运时间,优先转运到具有溶栓(包括取栓)技术的医院。鉴于所有脑卒中治疗的成功在很大程度上取决于早期和超早期的识别与处理,而急性脑卒中患者常常首诊于基层医院,因此,基层医师在脑卒中的急救医疗体系中承担重要的责任。

当突然出现下列任何一种症状时(表3-1、表3-2),特别是具有脑卒中危险因素(如老年人、高血压、心脏病、糖尿病等),高度怀疑脑卒中,应立即呼叫急救系统送往医院。尽可能培训并使用有助于现场识别脑卒中的量表:FAST量表(face arm speech test)(表3-3)、辛辛那提院前脑卒中评分(Cincinnati prehospital stroke scale,CPSS)和LAPSS量表(表3-4)。FAST-ED量表(表3-5)能帮助预测是否为大血管闭塞所导致的急性缺血性脑卒中,对转诊决策具有一定的指导作用。

表 3-1　缺血性脑卒中常见的症状和体征

	症状或体征	患病率 /%	评估者间的一致性(Kappa 值)
症状	发病急	96	0.63
	主观感觉上肢无力	63	0.59
	主观感觉下肢无力	54	0.59
	自觉言语不利	53	0.64

续表

症状或体征		患病率 /%	评估者间的一致性（Kappa 值）
症状	自觉面部瘫痪	23	—
	上肢感觉异常	20	0.62
	下肢感觉异常	17	0.62
	头痛	17	0.65
	非体位性头晕	13	—
体征	上肢轻瘫	69	0.42~1.00
	下肢轻瘫	61	0.40~0.84
	言语不清或构音障碍	57	0.54~0.84
	偏瘫 / 共济失调步态	53	0.91
	面瘫	45	0.13~1.00
	眼球运动异常	27	0.33~1.00
	视野缺损	24	0.16~0.81

表 3-2　后循环缺血性脑卒中的常见症状和体征

症状或体征		患病率 /%
症状	头昏	47
	单侧肢体无力	41
	构音困难	31
	头痛	28
	恶心或呕吐	27
体征	单侧肢体瘫痪	38
	共济失调步态	31
	单侧肢体共济失调	30
	构音障碍	28
	眼震	27

表 3-3　FAST 量表

F	facial weakness	面部无力	是□ □左侧　□右侧	否□	不确定□
A	arm weakness	上肢无力	是□ □左侧　□右侧	否□	不确定□
S	speech disturbance	言语不清	是□ □左侧　□右侧	否□	不确定□
T	time	时间	如有上述异常，抓紧时间拨打急救电话		

表 3-4　LAPSS 量表

1. 患者姓名			
2. 病史／信息来自			
患者□　家属□　其他□			
3. 最后看起来正常时间			
筛选标准			
4. 年龄 >45 岁	是□	不知道□	否□
5. 发病时无痫性发作或无癫痫病史	是□	不知道□	否□
6. 出现症状时间 <24h	是□	不知道□	否□
7. 发病前未依赖轮椅或卧床	是□	不知道□	否□
8. 血糖范围(2.8~22.2)	是□	否□	
9. 检查明显的不对称性			
面部表情	正常□	左侧 低垂□	右侧 低垂□
握拳	正常□	左侧 无力□ 不能□	右侧 无力□ 不能□
上肢力量	正常□	左侧 缓慢落下□ 迅速落下□	右侧 缓慢落下□ 迅速落下□
单侧不对称	是□	否□	
10. 条目 4~9(是或不知道)则 LAPSS 筛选为脑卒中	是□	否□	

11. 如果 LAPSS 筛选为脑卒中,则通知拟送达医院并告知为可疑脑卒中;否则,参照其他诊治流程。注意: LAPSS 筛选不是脑卒中时,仍然有脑卒中的可能性。

表 3-5　FAST-ED 量表(分)

条目		得分
面瘫	正常或轻度面瘫	0
	部分或完全面瘫	1
上肢无力	无坠落	0
	坠落或抵抗部分重力	1
	不能抵抗重力或无活动	2
言语不清	无	0
	轻到中度	1
	严重或完全失语	2
眼睛分离	无	0
	部分	1
	完全	2
忽视	无	0
	对双侧刺激反应消失,只局限在一种感觉模式(触觉,视觉或听觉)	1
	对自己的手不识别,只能对一侧身体定位(即一侧肢体的多种形式忽视同时存在)	2

注:FAST-ED≥4 分,提示大血管闭塞(敏感度 60%,特异度 89%,阳性预测值 0.72,阴性预测值 0.82)。

二、溶栓地图和转诊

卒中中心的认证为转诊提供了资质的依据。需要发展区域脑卒中救治系统。初级卒中中心应提供阿替普酶静脉溶栓;高级卒中中心能够进行脑卒中血管内治疗和围手术期管理。应由独立的外部机构或国家卫生部门对卒中中心进行认证,认定医院脑卒中救治能力。溶栓地图的建立,使得更多的患者能够转到具有静脉溶栓资质的医院,从而获得合适的治疗,减少院前时间延误,减少神经功能残疾。

应该迅速将脑卒中筛查阳性和 / 或强烈提示为脑卒中的患者,转运至最近的能够进行阿替普酶静脉溶栓的医院。静脉溶栓后即刻评价血管情况,大血管闭塞时应该进一步转诊到高级卒中中心评价手术治疗的指征。当所处区域有数家能够进行阿替普酶静脉溶栓的医院时,绕过最近的医院把患者直接送至能提供更高水平脑卒中救治(包括机械取栓)的医院,患者是否能从中获益仍不确定,需要进一步的研究。

在影像学指导下,用组织窗代替时间窗给予静脉溶栓治疗或者血管内治疗,时间窗可以扩展到 24h 或者更长。建议急性期脑卒中患者尽量转诊到卒中中心,判断静脉溶栓或者血管内治疗的指征。不具备静脉溶栓或血管内治疗指征的患者,应该进一步明确病因,针对不同病因给予个体化的二级预防措施。轻型脑卒中通常指美国国立卫生研究院脑卒中量表(the National Institutes of Health Stroke Scale, NIHSS)评分≤5 分的患者,约有 1/3 预后不佳,在发病 3d 时仍然不能独立行走甚至死亡;进展性脑卒中是指较基线 ΔNIHSS≥4 分,这些患者在急性期可能需要更强的抗栓、强化他汀等治疗策略。这些不稳定患者需要在高级卒中中心诊治,以减轻功能残疾,降低复发的可能。

三、远程脑卒中诊疗系统

由于神经病学专家、神经外科专家、影像学专家分布以及数量的限制,为了通过远程医疗、远程卒中系统进行脑卒中救治,应该由政府、医疗机构、纳税人和供应商共同制定一系列措施来确保一天 24h、一周 7d,都能进行及时有效的急性脑卒中的救治,这对于我国医疗资源分布不均衡的现状,是一种更为迫切和现实的解决方案。

国外研究证实,通过 FDA 认证的远程脑卒中诊疗系统能够协助对影像学资料进行快速解读,有助于及时决定是否进行阿替普酶静脉溶栓治疗。通过远程脑卒中会诊对急性缺血性脑卒中(acute ischemic stroke, AIS)患者进行阿替普酶静脉溶栓,可能和在卒中中心进行同样安全有效。如果无卒中中心或卒中团队,社区医师在考虑给予阿替普酶时,通过电话咨询是安全可行的。远程脑卒中诊疗系统可以对符合急诊机械取栓的 AIS 患者进行合理的分流。

我国相关法律和政策尚需完善。目前远程脑卒中服务尚未广泛开展。但在实践中,确实有患者从中获益,在诊断和治疗上得到远程指导,获得良好的预后。风险和责任尚需明确。

第二节　急性缺血性脑卒中的诊断与治疗

缺血性脑卒中(cerebral ischemic stroke, CIS)又称脑梗死(cerebral infarction, CI),是指各

种原因所致脑部血液供应障碍,导致脑组织缺血、缺氧性坏死,而出现相应神经功能缺损的一类临床综合征,是脑血管病的最常见类型,占 70%~80%。CIS 的病因分型目前主要采用 TOAST 分型。

CI 根据病变部位不同表现为不同的临床综合征。突然出现的某一血管供血区的局灶性神经功能缺损症状,结合影像学信息可诊断。CT 平扫因早期不一定都能显示低密度改变,故其重要作用是排除脑出血。MRI 的弥散加权成像(diffusion weighted imaging,DWI)在缺血数分钟后即可出现异常高信号,是最精确诊断急性脑梗死病灶的技术。DWI 可区分 CIS 的新鲜病灶和陈旧病灶。在脑卒中超急性期(发病 <6h)及急性期(一般情况下 2 周),MRI 敏感度及特异度分别为 91% 和 95%。多模式 CT、多模式 MRI,高分辨 MRI(HR-MRI)等技术,可用于协助 CIS 的病因诊断和治疗。

一、诊断及分型

(一)动脉粥样硬化性脑梗死

占缺血性脑卒中的 20%,动脉粥样硬化导致脑卒中可细分为两种临床结局:

1. 低灌注性脑梗死或叫脑分水岭梗死 也称为血流动力学脑梗死,常为大动脉严重狭窄或闭塞后导致远端灌注不足引起,占缺血性脑卒中的 11%。头部 MRI 发现梗死灶呈条索状,多见于大脑前动脉、大脑中动脉和大脑后动脉分布交界区。临床诊断线索包括:①病史中有全身血压下降的佐证;②由坐位或卧位变为直立位时起病;③病史中反复一过性黑矇;④颈动脉检查发现有高度狭窄;⑤影像学上发现符合分水岭梗死的表现。

2. 动脉型栓塞 系动脉弓和颅外动脉(如颈内动脉和椎动脉)粥样硬化斑块破裂后脱落到远端血管形成梗死,典型表现发生在皮层,呈倒三角形,但更为常见的表现是发生在灰白质交界处,且常为多发病灶,尤其是皮层梗死灶。

(二)心源性脑梗死

占缺血性脑卒中的 20%,心源性栓子来源包括心房颤动、近期心肌梗死[占急性心肌梗死(acute myocardial infarction,AMI)的 1%~3%]、人工瓣膜、先天性瓣膜病、心内膜炎、附壁血栓、扩张性心肌炎。栓塞性梗死具有突发性,也有 5%~6% 的患者发病不突然或具有波动性,神经影像显示有数个血管区的陈旧性梗死。诊断线索包括:①突然起病,症状迅速达到高峰;②有风湿性心脏病或急性心肌梗死的病史;③心电图表明有心房颤动;④其他心源性栓子来源;⑤脑多普勒超声(transcranial doppler,TCD)栓子检测发现脑血流中有过量的栓子存在。

(三)腔隙性脑梗死

腔隙性脑梗死占缺血性脑卒中的 15%~20%,是由于贯通支血管的闭塞。腔隙性脑梗死有许多临床类型,包括:单纯运动性脑卒中、单纯感觉性脑卒中、感觉运动性脑卒中、共济失调轻偏瘫、构音不良 - 手笨拙综合征等。CT 显示出低密度软化灶可以证实临床诊断,CT 未显示也不能排除腔隙性梗死的存在。CT 的阳性检出率平均为 50% 左右,它主要取决于三个因素:①腔隙灶的部位。凡内囊、丘脑区者易于显示,而脑桥区不易显示。②腔隙灶的大小。有症状者腔隙灶直径一般 >0.71cm,而无症状者一般 <0.63cm。③扫描时间。最早期软化的脑组织对 X 线的吸收率与正常脑组织差别不大,CT 难以分辨。过晚又容易与出血灶形成的囊腔混淆。以 10 天左右进行 CT 扫描其检出的阳性率与准确率最高。

（四）其他病因脑梗死

动脉壁的炎症,如结核性、梅毒性、化脓性、钩端螺旋体感染、结缔组织病、变态反应性动脉炎等,还可见于先天性血管畸形、真性红细胞增多症、血高凝状态等。其他病例,特别是年轻患者,可能还有其他病因,包括凝血障碍疾病(如抗磷脂抗体综合征、蛋白 C 缺乏症、蛋白 S 缺乏症)、镰刀细胞病、先天性肌纤维结构不良、动脉内膜剥落、动脉夹层、药物滥用所引起的血管收缩等。

（五）原因不明的脑梗死

有些脑血管病原因不明。

二、治疗

急诊医师接诊后,应先询问病史,简单查体,迅速作出初步评价和应急处理,必要时应尽快转诊至最近的上级医院作进一步的专科处理(如溶栓等)。

（一）早期急诊诊断评价

1. 一般的内科评估　患者到达后,进行必要的病史采集,可根据患者的自述及现场旁观者的叙述。明确发病的过程和方式;可引起局灶性症状、体征的一些因素,如癫痫史、创伤、感染、使用违禁药及其他病史。通知有关人员(如卒中小组)、设备到位(包括急诊头部 CT 扫描)。

一般的内科评估如下。

(1) 在急诊室,评估气道、呼吸、循环情况,进行神经系统检查。

(2) 确定有无头颈外伤和感染以获得头颈损伤的证据,因为外伤是脑卒中鉴别诊断所需考虑的重要因素。确定有无感染。

(3) 测量双上肢血压,如相差 >10mmHg,高度怀疑主动脉夹层或盗血。如病史或临床有所指征,应尽快转诊进一步施行 CT 或血管造影以利诊断。

(4) 在心血管检查中,应注意有无心脏杂音、外周血管和颈动脉搏动、动脉杂音、脉搏短绌或其他异常。

(5) 监测生命体征。

(6) 心电图检查、心电监测。

(7) 胸部透视或胸部 X 线片检查(必要时)。

(8) 血检验:全血计数、血小板计数、凝血酶原时间(prothrombin time,PT)(根据国际标准比值 INR)、部分凝血激活酶时间(partial thromboplastin time,PTT)、血电解质、血糖化验。

2. 诊断与鉴别诊断　根据脑卒中的常见症状(表 3-6)判断是否为脑卒中。同时应警惕一些疾病需与脑卒中鉴别(表 3-7)。非常少见的非血管性神经疾病,可导致突然发作的、脑卒中特征的局灶脑功能障碍。如果患者情况逐渐恶化超过几天,可能存在非血管性神经系统疾病(表 3-7)。

表 3-6　脑卒中的常见症状

1. 突然出现的面、上肢、下肢麻木或无力,特别是位于肢体一侧 　整个身体一侧,面、上肢和下肢(偏瘫) 　单个上肢或下肢(单瘫)
2. 突然出现的说话或理解困难 　表达或理解困难(失语) 　言语含糊不清(构音障碍)
3. 突然出现的单或双眼视觉障碍 　单眼视觉缺失 　一侧视觉缺失 　双侧视觉缺失
4. 眩晕:休息时持续存在的旋转感。单纯眩晕也是许多非血管性疾病的常见症状,因此,应至少有一个其他的脑卒中症状存在
5. 突然行走困难、步态笨拙、蹒跚、平衡或协调困难 　站立或行走时平衡障碍(躯干共济失调) 　上肢或下肢协调困难(肢体共济失调) 　上述症状可以轻、中、重度出现,或任何症状的组合
6. 其他症状包括: 　突然、严重、不明原因的头痛 　突然意识水平的下降

注:急性共济失调、头晕、呕吐,特别是伴有急性头痛提示卒中位于小脑。

表 3-7　脑卒中鉴别诊断

颅脑 / 颈外伤	代谢紊乱
脑膜炎 / 脑炎	高血糖(非酮症高渗性昏迷)
高血压脑病	低血糖
脑内占位	心搏骤停后脑缺血
肿瘤	中毒
硬膜下 / 硬膜外血肿	内分泌疾病(黏液水肿)
癫痫伴持续神经系统体征(Todd 麻痹)	尿毒症
偏头痛伴持续神经系统体征	精神疾病综合征
	休克和中枢神经系统低灌注

　　3. **确定脑卒中发生时间**　为患者最后尚正常的时间。需要注意的是,因为患者常常不能提供清楚的病史,也可能发作时无旁观者,或者患者睡眠醒来时已出现脑卒中症状。家属或护理人员提供的发作时间往往错误,正确判断发病时间的提问方法应是:"患者最后看起来还正常是什么时候？"

　　4. **确定脑卒中类型**　如有条件医院,行急诊 CT 扫描鉴别出血或缺血性脑卒中。如果医院无头部 CT 设备,根据临床特征(表 3-7)鉴别脑卒中类型,或迅速转往有 CT 设备的医院。

　　5. **脑卒中的定位诊断**　有条件时,根据表 3-8 可初步作出脑卒中的定位诊断,急性缺血性脑卒中常见的为神经系统异常。对缺血性脑卒中判断患者受累的动脉:颈动脉或椎 - 基底动脉系统。怀疑为脑梗死者,应评估高级皮层、言语、视觉、颅神经、运动、感觉功能。神经系统体征有助于区分颈动脉或椎-基底动脉系统的梗死。交叉(一侧颅神经麻痹伴对侧运动或感觉缺失)或双侧神经系统体征提示梗死位于脑干,可出现特殊类型的神经功能缺失,如纯感觉卒中、构音障碍伴手笨拙,提示小血管病变所致的皮层下或腔隙性梗死。纯运动功能缺失体征的特异性较低,基于临床特征区分腔隙性或非腔隙性梗死较难,特别是脑卒中发作的几小时内。

表 3-8　急性缺血性脑卒中常见的神经系统异常

症状和体征	部位		
	左半球 *	右半球	脑干、小脑、大脑后部
言语	失语 偶有构音障碍	失语 偶有构音障碍	吞咽困难
吞咽困难	偶有吞咽困难 吞咽困难严重 (如果双侧皮层卒中)	偶有吞咽困难 吞咽困难严重 (如果双侧皮层卒中)	吞咽困难
运动	右偏瘫	左偏瘫	四肢功能丧失、交叉体征或任何肢体无力的组合
感觉	右侧感觉缺失	左侧感觉缺失	四肢感觉缺失、交叉体征或任何肢体的组合
视觉	一过性黑矇 右侧视野缺损 右侧注视麻痹	一过性黑矇 左侧视野缺损 左侧注视麻痹	不能协同注视 视物成双 眼球震颤 双侧视野缺损
步态	右侧肢体跛行	左侧肢体跛行	共济失调
小脑体征	无	无	可单侧或双侧
认知障碍	读、写、计算困难 记忆障碍 行为异常	左侧视觉忽视 空间定向障碍 左侧刺激消失 记忆障碍 行为异常	记忆丧失 可能意识障碍

注:* 取决于左利手还是右利手。

6. **脑卒中严重程度评价**　建议根据格拉斯哥昏迷评分表(Glasgow coma scale,GCS)判断患者的意识水平。建议根据美国国立卫生研究院卒中量表(NIHSS)测量神经系统功能,评定缺血性脑卒中患者脑卒中的严重程度及长期结局。建议根据 Hunt-Hess 分级用做蛛网膜下腔出血(subarachnoid hemorrhage,SAH)严重程度分级。Hunt-Hess 分级与 SAH 后生存状况及出现并发症的危险性(如血管痉挛)相关;此量表可为选择动脉瘤的手术时间和判断预后提供参考。

(二)早期急诊处理

1. **保持气道通气**　必须确保患者的气道通畅,对缺氧者提供氧气(2~4L/min),必要时行气管插管、气管切开及辅助呼吸。

2. 常规建立静脉通道　一般应给予患者生理盐水或乳酸林格液静点维持正常的容量，速度 50ml/h。对于大多数患者（除非患者有低血压），应避免快速点滴，否则有增加脑水肿的危险。避免给予含糖溶液（怀疑低血糖者除外），此类溶液为低渗溶液，有增加脑水肿的危险。

3. 控制并监测血糖　脑卒中急性期可使原有的糖尿病恶化，血糖水平高对脑卒中不利，所以短期胰岛素治疗是必需的。如血糖水平 >200mg/dl，应给予胰岛素治疗。如发生低血糖，则最好给予 10%~20% 的葡萄糖静脉输液或静脉推注 50% 葡萄糖溶液予以纠正。

4. 血压的管理　①缺血或出血性脑卒中发生后血压升高，一般不需要紧急治疗，除非有其他内科疾病（心肌梗死、心力衰竭、主动脉夹层或动脉瘤）。脑卒中初发 1h 后，大部分患者血压会随着疼痛、躁动、呕吐和高颅压的控制而自动下降。缺血性脑卒中患者在 30~60min 内，反复测量收缩压 >220mmHg，舒张压 >120mmHg 或平均动脉压（mean arterial pressure，MAP）>130mmHg，可以给予抗高血压治疗。②避免使用过量的抗高血压药物，过度的降压治疗可因降低脑灌注压而导致脑卒中的恶化。禁忌使用短效硝苯地平，因为动脉阻塞的患者维持足够的侧支血流是最重要的。③需溶栓治疗者，应将血压严格控制在收缩压 <180mmHg，舒张压 <105mmHg。④对出血性脑卒中，一般建议比脑梗死患者更积极控制血压。有高血压病史的患者，血压水平应控制 MAP 在 130mmHg 以下。⑤如果收缩压 <90mmHg，应给予升压药。

5. 控制体温　对体温 >38.5℃的患者及细菌性感染者，给予退热药物（对乙酰氨基酚等）及早期使用抗生素，尽快将体温降至 37.5℃以下。

6. 监测心血管问题　脑卒中患者可出现各种心血管问题，心律失常可导致脑血管栓塞性病变，或可出现脑损伤的结果。特别是阵发性心房颤动、严重症状性心动过缓、高度房室传导阻滞，可作为脑血管病事件的原因或结果。脑血管病急性期可出现 ST-T 段改变、心肌酶升高等类似心肌缺血的表现。老年人或糖尿病患者可发生不典型或无症状心肌梗死。如果怀疑急性或近期心肌梗死，应做 12 导联心电图（electrocardiography，ECG）并尽量排除左心室壁血栓。威胁生命的心律失常是脑卒中潜在早期并发症，特别是脑内出血者。严重脑卒中及血流动力学不稳定者，应进行连续心电及体循环监护。

7. 维持水及电解质平衡　以防血液浓缩、血细胞比容升高及血流动力学特性改变。液体平衡应当计算每日尿量和隐性失水（尿量每增加 500ml、发热患者每增加 1℃，需增加 300ml 液体输入量）。在颅内压升高时，建议维持体液轻度负平衡（300~500ml/d）。每日监测电解质并纠正其紊乱，使其维持在正常水平，通过血气分析纠正酸碱平衡的失调。

8. 尽早启动安全有效的改善脑血液循环的治疗　挽救缺血半暗带，避免或减轻原发性脑损伤，是急性脑梗死治疗的最根本目标。对有指征的患者，应力争尽早实施再灌注治疗。

9. 其他药物治疗措施（镇静、止痛、止吐）　许多患者有情绪激动的表现，会对患者、看护者和家庭造成痛苦，并可能导致自伤。躁动的常见原因为发热、血容量不足，去除病因后再考虑使用镇静剂及抗精神病药。推荐谨慎使用弱到强的安定药，迅速起效的苯二氮䓬类最好。必要时加用其他药物如止痛药和神经镇静药，对症处理严重的头痛。剂量和服药时间应根据临床需要。应用止吐剂治疗呕吐。

（三）溶栓治疗和血管内治疗

1. 静脉溶栓　溶栓治疗是目前最重要的恢复血流的措施之一。重组组织型纤溶酶原激活剂(recombinant tissue plasminogen activator,rt-PA)是国际公认的溶栓药物,目前认为有效静脉溶栓时间窗为 4.5h,可在有条件的医院对大脑中动脉闭塞导致不适宜静脉溶栓的严重脑卒中患者,进行发病 6h 内 rt-PA 动脉溶栓。尿激酶(urokinase,UK)静脉溶栓治疗的有效性及安全性证据,由国家"九五"攻关课题协作组主持的单个随机对照试验(randomized controlled trial,RCT)研究提供,时间窗为 6h 内。

(1) rt-PA 静脉溶栓

1) rt-PA3h 内静脉溶栓

【适应证】①有缺血性脑卒中导致的神经功能缺损症状;②症状出现 <3h;③年龄≥18岁;④患者或家属签署知情同意书。

【绝对禁忌证】①近 3 个月有重大头颅外伤史或脑卒中史;②蛛网膜下腔出血;③近 1周内有在不易压迫止血部位的动脉穿刺;④既往有颅内出血;⑤颅内肿瘤、动静脉畸形、动脉瘤;⑥近期有颅内或椎管内手术;⑦血压升高:收缩压≥180mmHg 或舒张压≥100mmHg;⑧活动性内出血;⑨急性出血倾向,包括血小板计数 <100×10^9/L 或其他情况;⑩48h 内接受过肝素治疗[活化部分凝血活酶时间(activated partialthromboplastin time,APTT)超出正常范围上限];⑪已口服抗凝药者 INR>1.7 或 PT>15s;⑫目前正在使用凝血酶抑制剂或 Xa 因子抑制剂,各种敏感的实验室检查异常(如 APTT、INR、血小板计数、蛇静脉酶凝结时间(ecarin clotting time,ECT)、凝血酶时间(thrombin clotting time,TT)或恰当的 Xa 因子活性测定等);⑬血糖 <2.7mmol/L;⑭CT 提示多脑叶梗死(低密度影 >1/3 大脑半球)。

【相对禁忌证】①轻型脑卒中或症状快速改善的脑卒中;②妊娠;③癫痫发作后出现的神经功能损害症状;④近 2 周内有大型外科手术或严重外伤;⑤近 3 周内有胃肠或泌尿系统出血;⑥近 3 个月内有心肌梗死病史。

2) rt-PA 3.0~4.5h 内静脉溶栓

【适应证】①有缺血性脑卒中导致的神经功能缺损症状;②症状持续 3.0~4.5h;③年龄≥18 岁;④患者或家属签署知情同意书。

【绝对禁忌证】同上。

【相对禁忌证】①年龄 >80 岁;②严重脑卒中(NIHSS 评分 >25 分);③口服抗凝药(不考虑 INR 水平);④有糖尿病和缺血性脑卒中病史。

【剂量与给药方法】rt-PA 0.9mg/kg(最大剂量为 90mg)静脉滴注,其中 10% 在最初 1min内静脉推注,其余 90% 药物溶于 100ml 的生理盐水中,持续静脉滴注 1h,用药期间及用药 24h 内应严密监护患者。

(2) UK 6h 内静脉溶栓

【适应证】①有缺血性脑卒中导致的神经功能缺损症状;②症状出现 <6h;③年龄 18~80岁;④意识清楚或嗜睡;⑤脑 CT 无明显早期脑梗死低密度改变;⑥患者或家属签署知情同意书。

【禁忌证】同上。

【剂量与给药方法】UK 1 000 000~1 500 000IU,溶于生理盐水 100~200ml,持续静脉滴注 30min,用药期间及用药 24h 内应严密监护患者。

2. 醒后脑卒中 / 发病时间不明脑卒中的静脉溶栓治疗 20%~25% 的脑卒中在睡眠中发生,发病时间不确切。回顾性分析表明,对于醒后脑卒中,在 CT 或 MRI 灌注成像指导下溶栓(静脉或动脉溶栓)与非溶栓患者相比,临床结局更好,但死亡率偏高。对于发病时间不明确的 AIS 患者，应用 DWI/FLAIR 错配模型，信号强度比值 <1.15 时，能较好地判断发病时间是否在 4.5h 内。新近在 *NEJM* 发表的 wake up 研究表明，对于醒后或发病时间不明的 AIS 患者，经磁共振 DWI/FLAIR 错配模型指导静脉溶栓，90d 预后良好的比例提高 60%（OR=1.61，95% 可信区间为 1.09~2.36，P=0.02）。

3. 影像学指导下扩大时间窗的静脉溶栓治疗 在有条件的中心，适当开展研究框架下的应用多模式神经影像指导，延长时间窗溶栓治疗。EPITHET 试验纳入发病 3~6h AIS 患者，并采用 MRI 的灌注加权成像（perfusion weighted imaging，PWI）和弥散加权成像（diffusion weighted imaging，DWI）结果不匹配进行筛选，发现是否静脉溶栓治疗与梗死体积扩大无显著差异，但静脉 TPA 治疗可以改善脑灌注并改善临床结局。对比汇总分析结果发现，多模式 MRI 指导下超窗治疗的患者与标准时间窗内治疗的患者相比，多模式影像筛选后的患者良好预后比例高；其脑出血发生率与未溶栓患者相当，低于普通静脉溶栓患者。

另一项前瞻性研究中，多模式影像学筛选的 >4.5h 时间窗进行溶栓治疗的患者，与 4.5h 时间窗内治疗患者相比症状性颅内出血（symptomatic intracranial hemorrhage，sICH）与良好预后均没有差别。因此，应用多模式影像指导静脉溶栓的时间窗，有可能扩展至发病 4.5~6.0h，但尚需更多的研究。

2019 年 5 月 9 日，EXTEND 研究的结果发表于新英格兰医学杂志。EXTEND 研究采用了多模式影像学检查来筛选患者，EXTEND 研究的纳入标准如下：年龄 18 岁以上；既往无明显残疾［磁共振波谱（mRS)<2］；NIHSS 评分 4~26 分；CT 灌注成像（CT perfusion，CTP）或 MRI 灌注成像（MR perfusion，MRP）显示低灌注体积 / 梗死核心体积 >1.2，且绝对差值 >10ml，且梗死核心 <70ml（低灌注区域定义为局部脑血流量（regional cerebral blood flow，rCBF）较对侧下降 30% 以上，梗死核心定义为 T_{max}>6s，由 RAPID 软件评定）。

EXTEND 研究结果：①在多模式影像学指导下 4.5~9.0h 的静脉溶栓，显著增加了患者良好预后（mRS 0~1）的比例；②静脉溶栓组的症状性脑出血发生率多于对照组。2019 年 5 月 22 日在 ESOC 报道了 EXTEND/EXCASS-4/EPITHET 荟萃分析（pooled analysis）研究的结果，该研究同时在 *Lancet* 在线发表。荟萃分析进一步支持 EXTEND 研究结果，有效性（定义为发病 90d mRS 0~1）比例提高 86%（RR=1.86，95% 可信区间为 1.15~2.99，P=0.011），sICH 风险增加近 9 倍（RR=9.7，95% 可信区间为 1.2~76.6，P=0.031），死亡率无明显差异（RR=1.55，95% 可信区间为 0.81~2.96，P=0.19）。405 例患者影像学可以用 RAPID 软件自动分析，共有 304 例存在影像学错配（rt-PA 组 152/207，对照租 152/198）。存在影像学错配亚组，rt-PA 静脉溶栓治疗组疗效优于对照组（ORadj=2.06，95% 可信区间为 1.17~3.62，P=0.012)；在无影像学错配亚组，rt-PA 静脉溶栓治疗组疗效和对照组差异无统计学意义（ORadj=1.22，95% 可信区间为 0.48~3.10，P=0.68)，错配状态对治疗的交互作用 P=0.43。影像学错配亚组，sICH 风险未增加（ORadj=7.29，95% 可信区间为 0.88~60.88，P=0.07)，但是置信区间太宽。

关于第三代新型溶栓药物 TNK-tPA，最近有两项高水平研究的证据为临床实践提供依据。在 2018 年发表在 *NEJM* 的 EXTEND-IA-TNK 研究中证实，对于能够在 4.5h 内能给予静脉溶栓药物并且符合大血管闭塞适合取栓的患者中，随机给予第三代新型溶栓药物 TNK-tPA 0.25mg/kg（最大剂量 25mg）或 rt-PA 0.9mg/kg（最大剂量 90mg），药物溶栓后立即进行脑血管造影。首要有效性终点定义为缺血区域再灌注改善 ≥50% 或在造影时没有发现可取的血栓；次要有效终点定义为发病 90d mRS。结果显示，TNK-tPA 治疗组首要终点的发病率

(incidence rate)为22%,对照组(rtP-A 治疗组)的为12%,(IR=2.2,95% 可信区间为 1.1~4.4,非劣检验 P=0.002,有效检验 P=0.03)。次级有效终点,TNK-tPA 治疗组 mRS 为 2(0~3)和 rt-PA 治疗组为 3(1~4)(P=0.04)。提示 TNK-tPA 疗效好于 rt-PA。而在 2020 年 *JAMA* 杂志发表的 EXTEND-IA-TNK Part Ⅱ研究中,在类似的研究人群中,随机给予 TNK-tPA 0.4mg/kg(最大剂量 40mg)或 TNK-tPA 0.25mg/kg(最大剂量 25mg),未能证实前者优于后者,两种药物治疗的首要有效性终点均为 19.3%(29/150)。

4. 急诊血管内治疗 依据 DWAN/DEFUSE Ⅲ等研究结果,依据《急性缺血性卒中血管内治疗中国指南 2018》,在影像学筛选协助下,符合条件的患者可以在发病 16h 或 24h 内给予血管内治疗,减少神经功能残疾。椎动脉、基底动脉和大脑后动脉闭塞患者,可以考虑在发病 6h 内(至股动脉穿刺时间)进行机械取栓。发病在 6~24h 的急性基底动脉闭塞患者,可以考虑在影像学检查评估后实施机械取栓。发病 24h 以上的大血管闭塞患者,机械取栓的获益性尚不明确。

(四)抗凝治疗

对伴有心房颤动(包括阵发性心房颤动)的 IS 和 TIA 患者,推荐使用适当剂量的华法林口服抗凝治疗,预防再发的血栓栓塞事件。华法林的目标剂量是维持 INR 在 2.0~3.0。新型口服抗凝剂可作为华法林的替代药物,新型口服抗凝剂包括达比加群、利伐沙班、阿哌沙班以及依度沙班,选择何种药物应考虑个体化因素。心源性栓塞合并心房颤动,吲哚布芬与华法林的疗效未有明显区别,但是出血风险较低。因此如果出血风险较高,或不能监测 INR 条件而限制华法林使用,其他原因限制应用新型口服抗凝剂(new oral anticoagulants,NOAC)也不适合行左心耳封堵术的患者,应用吲哚布芬可能获益。

对于已使用华法林抗凝治疗的风湿性二尖瓣和使用生物瓣膜或人工瓣膜的患者,发生 IS 和 TIA 后,不应常规联用抗血小板治疗。但在使用足量的华法林治疗过程中仍出现 IS 或 TIA 时,可加用阿司匹林抗血小板治疗。

(五)抗血小板治疗

对于非心源性 IS 和 TIA 患者,建议给予口服抗血小板药物预防脑卒中复发及其他心血管事件的发生。阿司匹林(50~325mg/d)或氯吡格雷(75mg/d)单药治疗,均可以作为首选抗血小板药物。在 IS 患者发病后尽早给予口服阿司匹林 150~300mg,急性期后可改为预防剂量(50~325mg/d)。阿司匹林(25mg)+ 缓释型双嘧达莫(200mg)2 次 /d 或西洛他唑(100mg)2 次 /d,均可作为阿司匹林和氯吡格雷的替代治疗药物。由于胃肠道不良反应而出现阿司匹林不耐受或高出血风险患者,给予吲哚布芬(100mg/ 次,2 次 /d)是可行的。

发病在 24h 内,急性非心源性脑卒中(NIHSS 评分≤3 分)和具有脑卒中高复发风险的 TIA(ABCD2 评分≥4 分)患者,应尽早给予阿司匹林联合氯吡格雷治疗 21d,此后阿司匹林或氯吡格雷均可作为长期二级预防一线用药。发病 30d 内伴有症状性颅内动脉严重狭窄(狭窄率 70%~99%)的 IS 和 TIA 患者,可考虑给予阿司匹林联合氯吡格雷治疗 90d,此后阿司匹林或氯吡格雷均可作为长期二级预防一线用药。

替格瑞洛对于发病 24h 内的高危 TIA 和非栓塞性 IS 患者的Ⅲ期临床试验结果显示,与阿司匹林相比,替格瑞洛不降低 90d 脑卒中、心肌梗死和死亡的联合事件,同时不增加任何严重出血事件。亚组分析显示亚洲人群中,相对于阿司匹林,替格瑞洛有降低脑卒中、心肌梗死或死亡的趋势。血小板糖蛋白Ⅱb/Ⅲa 受体拮抗剂用于机械取栓的抗血小板治疗,尚待进一步证实。

(六) 控制血压

IS 和 TIA 患者发病数天后，血压应控制在 140/90mmHg 以下。抗高血压药物种类和剂量的选择以及降压目标值应个体化，应全面考虑药物、脑卒中的特点和患者三方面因素。急性期降压，应根据患者耐受性及血流动力学影响，权衡降压速度与幅度。

(七) 调整血脂

对于非心源性 IS 和 TIA 患者，依据危险分层确定治疗强度和目标值。对于高复发风险患者，推荐给予高强度他汀类药物长期治疗，达到 LDL-C 下降≥50% 或 LDL≤70mg/dl (1.8mmol/L)。有脑出血病史的非心源性 IS 和 TIA 患者，应权衡风险和获益合理使用。

(八) 控制血糖

对糖尿病或糖尿病前期患者进行生活方式和 / 或药物干预，能减少 IS 和 TIA 事件，推荐 HbA1c 治疗目标为 <7%。降糖方案应充分考虑患者的临床特点和药物的安全性，制订个体化的血糖控制目标，要警惕低血糖事件带来的危害。对于伴有胰岛素抵抗的非糖尿病 IS 或 TIA 患者，可以根据个体化情况给予口服吡格列酮预防脑卒中复发，但要注意治疗带来的骨折等风险。

(九) 非药物治疗

对于近期发生过 IS 和 TIA 合并同侧颈动脉颅外段中度(50%~69%)或严重狭窄(70%~99%)的患者，如果预计围手术期死亡和脑卒中复发 <6%，推荐进行颈动脉内膜切除术（CEA）或颈动脉支架置入术（CAS）治疗。症状性颅外椎动脉粥样硬化狭窄、锁骨下动脉狭窄或闭塞引起后循环缺血症状、颈总动脉或者头臂干病变、症状性颅内动脉粥样硬化性狭窄≥70% 的 IS 和 TIA 患者，内科药物治疗无效时，可选择支架置入术作为内科药物治疗的辅助技术手段。

第三节 短暂性脑缺血发作的诊断与治疗

短暂性脑缺血发作(TIA)传统的基于"时间 - 症状"的定义为"突然出现的局灶性或全脑的神经功能障碍，持续时间不超过 24h，且除外非血管源性原因"。随着神经影像学的发展，TIA 定义更新为"时间 + 影像"定义："由于局部脑或视网膜缺血引起的短暂性神经功能缺损，典型临床症状持续不超过 1h，且在影像学上无急性脑梗死的证据"。最新的 TIA 定义为"组织学"定义："脑、脊髓或视网膜局灶性缺血所致的、未发生急性脑梗死的短暂性神经功能障碍。TIA 是完全性缺血性脑卒中的危险信号，但因症状迅速缓解未得到足够的重视。"

TIA 的概念已从传统的"时间 - 症状"定义改进为"组织学"定义，应尽可能采用弥散加权成像(DWI)作为主要诊断技术手段，如未发现脑急性梗死证据，诊断为影像学确诊 TIA。如有明确的急性脑梗死证据，则无论发作时间长短均不再诊断为 TIA。对无急诊 DWI 诊断条件的医院，尽快、尽可能采用其他结构影像学检查，对于 24h 内发现急性梗死证据者诊断为脑梗死，未发现者诊断为临床确诊 TIA，其危险因素同脑梗死。

TIA 发病后 2~7d 内为脑卒中的高风险期，应尽早启动 TIA 的 ABCD2 评分联合影像学指标的分层评估与二级预防。药物治疗及非药物治疗见脑梗死章节。

（郑华光）

第四章

缺血性脑卒中的二级预防

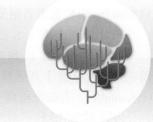

第一节 短暂性脑缺血发作定义和脑卒中分型

一、短暂性脑缺血发作定义

短暂性脑缺血发作(TIA)是脑、脊髓或视网膜局灶性缺血所致的短暂性神经功能障碍,不伴有急性脑梗死的发生。具有局灶性、短暂性和反复性的特点。每次发作通常持续数分钟或数十分钟,多数不超过1h。由于TIA患者在近期内有很高的脑卒中发生风险,需要作为急症进行紧急评估及处理。从本质上来讲,TIA和脑梗死是缺血性脑损伤动态过程的不同阶段。建议在急诊时,对症状持续≥30min者,应按照急性缺血性脑卒中流程开始紧急溶栓评估,在4.5h内症状仍不恢复者应考虑溶栓治疗。头颅DWI如未发现急性脑梗死证据,则可诊断为影像学确诊TIA。如神经影像学显示责任缺血病灶,则无论症状/体征持续时间长短,均不再诊断为TIA,而应诊断为脑梗死。鉴于常规采用组织学标准诊断不具有可操作性,建议仍采用传统24h的定义,诊断为临床确诊TIA。对于所有TIA患者均应进行ABCD2评分进行脑卒中风险评估,同时需要完善血常规、血糖、心电图、颅内外血管检查和头颅DWI等检查。

二、脑卒中分型

(一) 牛津郡社区卒中计划分型

牛津郡社区卒中计划(Oxfordshire Community Stroke Project,OCSP)分型根据临床表现分型,以原发性脑卒中所致的最显著的神经功能缺损为依据,将急性缺血性脑卒中分为四个亚型:①完全前循环梗死;②部分前循环梗死;③后循环梗死;④腔隙性梗死。

(二) TOAST分型

用于缺血性脑卒中的病因分类,已得到广泛应用,具有良好的一致性。该系统根据临床特征和辅助检查结果(包括脑部影像学检查、神经血管评估、心脏检查及针对血栓前状态的实验室评估),将缺血性脑卒中病因分为五个亚型:①大动脉粥样硬化;②心源性栓塞;③小血管闭塞;④其他确定病因所致的脑卒中;⑤病因不明的脑卒中。

(三) ASCO 分型

将脑卒中按病因分为四大类:①A(atherosclerosis):动脉粥样硬化性疾病;②S(small vessel disease):小动脉病变;③C(cardiac):心源性疾病;④O(other causes):其他病因。

(四) CISS 分型

TOAST 分型忽视了穿支动脉粥样硬化疾病,我国的高山教授、王拥军教授提出的 CISS 分型对其进行了进一步完善。CISS 分型将缺血性脑卒中病因分为五个亚型:①大动脉粥样硬化:包括主动脉弓和颅内/颅外大动脉粥样硬化;②心源性脑卒中;③穿支动脉疾病;④其他病因;⑤病因不确定。

第二节　危险因素控制

脑血管病的危险因素包括不可预防和可预防两大类,前者包括年龄、性别、遗传和种族等;后者包括高血压、脂代谢异常、糖代谢异常和糖尿病、吸烟、睡眠呼吸暂停和高同型半胱氨酸血症等。重点应积极控制可预防的危险因素,减少脑血管病的发生或复发。

一、高血压

高血压是脑卒中和 TIA 最重要的可控危险因素。在近期发生过缺血性脑卒中的患者中,高血压的诊断率高达 70%。目前,国内外指南多推荐缺血性脑卒中或 TIA 患者的降压目标为 <140/90mmHg。

【推荐意见】既往未接受降压治疗的缺血性脑卒中或 TIA 患者,发病数天后如果收缩压≥140mmHg 或舒张压≥90mmHg,应启动降压治疗;既往有高血压病史且长期接受抗高血压药物治疗的缺血性脑卒中或 TIA 患者,如果无绝对禁忌证,发病后数天应重新启动降压治疗;由于颅内大动脉粥样硬化性狭窄(狭窄率 70%~99%)导致的缺血性脑卒中或 TIA 患者,推荐收缩压降至 140mmHg 以下,舒张压降至 90mmHg 以下。由于低血流动力学原因导致的脑卒中或 TIA 患者,应权衡降压速度与幅度对患者耐受性及血流动力学的影响。抗高血压药物种类和剂量的选择以及降压目标值应个体化,应全面考虑药物、脑卒中特点和患者三方面因素。

二、脂代谢异常

胆固醇水平是导致缺血性脑卒中或 TIA 复发的重要因素。降低胆固醇水平可以减少缺血性脑卒中或 TIA 的发生、复发和死亡。强化降低胆固醇(阿托伐他汀,80mg/d)5 年,可使发生脑卒中的相对风险降低 16%。他汀类药物降胆固醇治疗的目标为,降低动脉粥样硬化性心血管疾病(atherosclerotic cardiovascular disease, ASCVD)风险(ASCVD 包括:动脉粥样硬化相关的缺血性脑卒中或 TIA、急性冠状动脉综合征、心肌梗死、稳定型或不稳定型心绞痛、冠状动脉或其他动脉血运重建或动脉粥样硬化性外周动脉疾病),他汀类药物成为 ASCVD 二级预防的基础治疗方案之一。

【推荐意见】对于非心源性缺血性脑卒中或 TIA 患者,无论是否伴有其他动脉粥样硬化证据,推荐予高强度他汀类药物长期治疗,以减少脑卒中和心血管事件的风险。当 LDL-C 下降≥50% 或 LDL≤1.8mmoL/L(70mg/dl)时,二级预防更为有效。对于 LDL-C≥2.6mmoL/L (100mg/dl)的非心源性缺血性脑卒中或 TIA 患者,推荐强化他汀类药物治疗,以降低脑卒中和心血管事件风险。由颅内外大动脉粥样硬化性狭窄(狭窄率 70%~99%)导致的缺血性脑卒中或 TIA 患者,推荐高强度他汀类药物长期治疗,以减少脑卒中和心血管事件风险,推荐目标值为 LDL-C≤1.8mmol/L(70mg/dl)。颅外大动脉狭窄导致的缺血性脑卒中或 TIA 患者,推荐高强度他汀类药物长期治疗,以减少脑卒中和心血管事件。长期使用他汀类药物治疗总体上是安全的。有脑出血病史的非心源性缺血性脑卒中或 TIA 患者,应权衡风险和获益合理使用。他汀类药物治疗期间,如果监测指标持续异常并排除其他影响因素,或出现指标异常相应的临床表现,应及时减药或停药观察(参考:肝酶超过 3 倍正常值上限、肌酶超过 5 倍正常值上限,应停药观察);老年人或合并严重脏器功能不全的患者,初始剂量不宜过大。

三、糖代谢异常和糖尿病

缺血性脑卒中患者中 60%~70% 存在糖代谢异常或糖尿病;糖尿病和糖尿病前期是缺血性脑卒中患者脑卒中复发和临床预后不良的重要独立危险因素。糖尿病患者发生缺血性脑卒中的风险约为无糖尿病者的 2 倍。

【推荐意见】缺血性脑卒中或 TIA 患者发病后均应接受空腹血糖、HbA1c 监测,无明确糖尿病病史的患者在急性期后,应常规接受口服葡萄糖耐量试验来筛查糖代谢异常和糖尿病;对糖尿病或糖尿病前期患者进行生活方式和 / 或药物干预,能减少缺血性脑卒中或 TIA 事件,推荐 HbA1c 治疗目标为 <7%;制订个体化的血糖控制目标,要警惕低血糖事件带来的危害。

四、吸烟

吸烟和被动吸烟均为首次脑卒中的明确危险因素,戒烟有助于脑卒中风险的下降。

【推荐意见】建议有吸烟史的缺血性脑卒中或 TIA 患者戒烟。建议缺血性脑卒中或 TIA 患者避免被动吸烟,远离吸烟场所。可能有效的戒烟手段包括劝告、尼古丁替代产品或口服戒烟药物。

五、睡眠呼吸暂停

阻塞性睡眠呼吸暂停是脑卒中的危险因素。

【推荐意见】鼓励有条件的医疗单位对缺血性脑卒中或 TIA 患者进行睡眠呼吸监测;使用持续正压通气(continuous positive airways pressure,CPAP)可以改善合并睡眠呼吸暂停的脑卒中患者的预后,可考虑对这些患者进行 CPAP 治疗。

六、高同型半胱氨酸血症

高同型半胱氨酸血症可使脑卒中的风险增加 2 倍左右。

【推荐意见】对近期发生缺血性脑卒中或 TIA 且血同型半胱氨酸轻度至中度增高的患者,补充叶酸、维生素 B_6 以及维生素 B_{12},可降低同型半胱氨酸水平。

七、其他

除传统的脑卒中危险因素外,过量饮酒、纤维蛋白原增高和高凝状态等其他危险因素和病理机制均与缺血性脑卒中相关。

1. **酒精摄入** 酒精对脑卒中风险可产生不同的影响,具体取决于饮酒量、脑卒中类型,还可能取决于族群。少量饮酒(每日 1~2 标准杯)与缺血性脑卒中的风险减少有关,而大量饮酒则与风险增加有关。

2. **纤维蛋白原** 血浆纤维蛋白原与脑卒中和心血管疾病的风险有关,并且可能通过包括促进动脉粥样硬化形成和炎症反应、升高血液和血浆黏稠度、增加血小板聚集功能以及增加血栓内形成纤维蛋白的倾向等多种可能的机制发挥作用。

3. **高凝状态** 高凝状态可增加脑卒中和 TIA 的风险。抗磷脂综合征是静脉和动脉血栓形成或血栓栓塞的已知病因。遗传性易栓症,包括蛋白 C 缺陷、蛋白 S 缺陷、抗凝血酶缺陷、活化蛋白 C 抵抗、凝血因子 V 的 Leiden 突变导致的活化蛋白 C 抵抗、凝血酶原 G2010A 突变、与高同型半胱氨酸血症相关的亚甲基四氢叶酸还原酶(methylenetetrahydrofolate reductase,MTHFR)突变,均可导致高凝状态,增加脑卒中和 TIA 的风险。

第三节　心源性栓塞药物治疗

一、心房颤动的药物治疗

心房颤动(atrial fibrillation)的重要并发症是心源性脑栓塞。心房颤动患者口服抗凝治疗,可将缺血性脑卒中和其他栓塞事件的风险降低大约 2/3。CHA2DS2-VASc 评分为 0 分、1 分和 2 分的未治疗患者,缺血性脑卒中的年发生风险分别为 0.2%、0.6% 和 2.2%。华法林在心房颤动患者脑卒中一级预防及二级预防中均有明确的治疗价值。华法林抗凝治疗的最佳剂量是维持国际标准化比值(INR)在 2.0~3.0,可以兼顾疗效与出血风险。新型口服抗凝药服用方便且不需要调整剂量和频繁监测 INR 值,且非瓣膜性心房颤动患者获益明确、出血风险低。

2013 年,欧洲心脏节律协会非瓣膜性心房颤动患者服用新型口服抗凝剂临床实践指南建议,抗凝的时机要考虑脑卒中病灶大小和严重程度,建议 TIA 后 1d 即可抗凝;非致残性的小面积梗死,应在 3d 后抗凝,中度面积梗死应在 6d 后使用;而大面积梗死应等待至少 2~3 周。

【推荐意见】对伴有心房颤动的缺血性脑卒中或 TIA 患者,推荐使用华法林口服抗凝治疗,预防再发的血栓栓塞事件。华法林的目标剂量是维持 INR 在 2.0~3.0;若不能接受口服抗凝药物治疗,推荐应用阿司匹林单药治疗,也可选择阿司匹林联合氯吡格雷抗血小板治疗。需要根据缺血的严重程度和出血转化的风险,选择抗凝时机。建议出现神经功能症状 14d 内给予抗凝治疗,预防脑卒中复发;对于出血风险高的患者,应适当延长抗凝时机。新型口服抗凝剂包括达比加群、利伐沙班、阿哌沙班以及依度沙班,可作为华法林的替代药物。

二、其他心源性栓塞的药物治疗

急性心肌梗死后缺血性脑卒中为心肌梗死的心脏外并发症之一。大面积心肌梗死尤其是前壁心肌梗死伴心尖受累,容易出现左心室附壁血栓,若患者出血风险较低,应考虑抗凝治疗以预防血栓的发生。

瓣膜性心脏病也能增加心源性栓塞导致的脑血管病事件。瓣膜性心脏病的抗栓治疗对减少血栓形成具有重要意义,但同时必须考虑到其可能会增加出血风险,因此,抗栓治疗需要在血栓形成和出血风险之间寻找最佳平衡点。

【推荐意见】伴有急性心肌梗死的缺血性脑卒中或 TIA 患者,影像学检查发现左心室附壁血栓形成,推荐给予至少 3 个月的华法林口服抗凝治疗(目标 INR 值为 2.5,范围 2.0~3.0)。如无左心室附壁血栓形成,但发现前壁无运动或异常运动,也应考虑给予 3 个月的华法林口服抗凝治疗(目标 INR 值为 2.5,范围 2.0~3.0)。对于有风湿性二尖瓣病变但无心房颤动及其他危险因素(如颈动脉狭窄)的缺血性脑卒中或 TIA 患者,推荐给予华法林口服抗凝治疗(目标 INR 值为 2.5,范围 2.0~3.0)。对于有风湿性二尖瓣病变但无心房颤动及其他危险因素(如颈动脉狭窄)的缺血性脑卒中或 TIA 患者,推荐给予华法林口服抗凝治疗(目标 INR 值为 2.5,范围 2.0~3.0)。风湿性二尖瓣疾病患者在使用足量的华法林治疗过程中仍出现缺血性脑卒中或 TIA 时,可加用阿司匹林抗血小板治疗。不伴有心房颤动的非风湿性二尖瓣病变或其他瓣膜病变(局部主动脉弓、二尖瓣环钙化、二尖瓣脱垂等)的缺血性脑卒中或 TIA 患者,可以考虑抗血小板聚集治疗。对于植入人工心脏瓣膜的缺血性脑卒中或 TIA 患者,推荐给予长期华法林口服抗凝治疗。对于已经植入人工心脏瓣膜的既往有缺血性脑卒中或 TIA 病史的患者,若出血风险低,可在华法林抗凝的基础上加用阿司匹林。

第四节　非心源性栓塞的抗栓治疗

抗血小板治疗可减少动脉粥样硬化高危患者和已知有症状性脑血管疾病患者的脑卒中发病率。

阿司匹林是最常用的抗血小板药物,可抑制环氧合酶,进而减少血小板聚集刺激物血栓素 A2 的生成,减少血栓的形成,从而降低脑卒中风险。在脑卒中二级预防研究中,50~325mg/d 的剂量与更大剂量的效果相当。

氯吡格雷是一种抑制二磷酸腺苷(adenonisine disphosphate,ADP)依赖性血小板聚集的噻吩并吡啶类药物。参与氯吡格雷代谢的肝酶[如强效细胞色素 P_{450}(CYP)1A2、CYP3A4、CYP2C19]基因多态性或血小板 P2Y12 受体基因多态性,可能会影响氯吡格雷抑制血小板聚集的能力。

对于大多数缺血性脑卒中患者,阿司匹林与氯吡格雷长期联用并不比单用其中任一药物有更大的预防脑卒中益处,但会显著增加出血并发症的风险。

氯吡格雷用于急性非致残性脑血管事件高危人群的疗效研究(Clopidogrel and Aspirin Versus Aspirin Alone for the Treatment of High-Risk Patients with Acute Non-Disabling Cerebrovascular Event,CHANCE)显示,相对于阿司匹林单药,双联抗血小板治疗组 90d 脑卒中发生的相对风险降低 32%,绝对危险度降低 3.5%,且未增加出血风险。

【推荐意见】对非心源性栓塞性缺血性脑卒中或 TIA 患者,建议给予口服抗血小板药物而非抗凝药物预防脑卒中复发及其他心血管事件的发生。阿司匹林(50~325mg/d)或氯吡格雷(75mg/d)单药治疗,均可以作为首选抗血小板药物。阿司匹林单药抗血小板治疗的最佳剂量为 75~150mg/d。阿司匹林(25mg)+ 缓释型双嘧达莫(200mg)2 次 /d 或西洛他唑(100mg)2 次 /d,均可作为阿司匹林和氯吡格雷的替代治疗药物。发病在 24h 内,具有脑卒中高复发风险(ABCD2 评分≥4 分)的急性非心源性 TIA 或轻型缺血性脑卒中患者(NIHSS 评分≤3 分),应尽早给予阿司匹林联合氯吡格雷治疗 21d,但应严密观察出血风险。此后可单用阿司匹林或氯吡格雷作为缺血性脑卒中长期二级预防的一线用药。发病 30d 内,伴有症状性颅内动脉严重狭窄(狭窄率 70%~99%)的缺血性脑卒中或 TIA 患者,应尽早给予阿司匹林联合氯吡格雷治疗 90d。此后阿司匹林或氯吡格雷单用均可作为长期二级预防一线用药。伴有主动脉弓动脉粥样硬化斑块证据的缺血性脑卒中或 TIA 患者,推荐抗血小板及他汀类药物治疗。

第五节　其他特殊情况

一、动脉夹层

动脉夹层是年轻人群发生脑卒中的常见原因,但也可发生在其他任何年龄段。颈动脉夹层占缺血性脑卒中病因构成的 2%。颈动脉夹层可在无任何前驱症状的情况下自发出现,一些轻微创伤,例如颈部的过伸或过屈、脊椎按摩、咳嗽、呕吐均有可能导致颈动脉夹层。动脉夹层导致缺血性脑卒中的主要机制是早期血栓栓塞,少数为低灌注。患者因颅外颈动脉和椎动脉夹层而发生缺血性神经系统症状时,抗血小板药物治疗或抗凝治疗都是合理的选择。

【推荐意见】颅外颈动脉或椎动脉夹层的缺血性脑卒中或 TIA 患者,至少进行 3~6 个月的抗凝或抗血小板治疗;使用最佳药物治疗但仍出现明确的复发脑缺血事件,可以考虑支架置入术。如果不具有血管内治疗指征或血管内治疗失败,可考虑外科手术治疗。

二、卵圆孔未闭

卵圆孔未闭(patent foramen ovale,PFO)可见于 15%~25% 的成年人中,与青年人的隐源性脑卒中密切相关。

【推荐意见】伴有 PFO 的缺血性脑卒中或 TIA 患者,如无法接受抗凝治疗,可予抗血小板治疗。PFO 伴有静脉源性栓塞的缺血性脑卒中或 TIA 患者,推荐抗凝治疗;当存在抗凝禁忌时,可考虑放置下腔静脉过滤器。PFO 不伴深静脉血栓的缺血性脑卒中或 TIA 患者,不建议行 PFO 封堵术。PFO 伴有深静脉血栓的缺血性脑卒中或 TIA 患者,可考虑 PFO 封堵术。

三、未破裂动脉瘤

未破裂动脉瘤的总体破裂风险为(0.05%~2.00%)/ 年。

【推荐意见】伴有小的未破裂动脉瘤(直径 <10mm)的缺血性脑卒中或 TIA 患者,抗血小板治疗可能是安全的。

四、烟雾病

烟雾病好发于青少年,女性多见,男女比例为 1∶1.8~1∶1.9,约 10% 的患者有家族史。烟雾病可导致缺血性脑卒中或 TIA 以及出血性脑卒中。

【推荐意见】烟雾病患者发生缺血性脑卒中或 TIA 时,应首先考虑颅内外血管重建手术治疗。不能接受手术治疗者,建议口服抗血小板治疗。长期服用抗血小板药物或服用两种及以上抗血小板药物会增加出血风险。

五、颅内出血后抗栓药物的使用

国内外小规模的观察性研究表明,颅内出血后服用华法林或阿司匹林等抗栓药物,其颅内出血的年复发率与未服用者相当,而缺血性血管事件发生率明显减少。

【推荐意见】在急性脑出血、蛛网膜下腔出血或硬膜下血肿后,患者如需恢复或启动抗栓治疗,建议在发病 1 周后开始。对于出血性脑梗死患者,根据具体临床情况和潜在的抗凝治疗指征,可以考虑继续进行抗栓治疗。

（乔杉杉　张拥波）

参 考 文 献

[1] 中华医学会神经病学分会脑血管病学组 . 中国缺血性脑卒中和短暂性脑缺血发作二级预防指南 2014 [J]. 中华神经科杂志,2015,48(4):258-273.

[2] EASTON J D,SAVER J L,ALBERS G W,et al. Definition and evaluation of transient ischemic attack: a scientific statement for healthcare professionals from the American Heart Association/American Stroke Association [J]. Stroke,2009,40(6):2276-2293.

[3] ADAMS H P JR,BENDIXEN B H,KAPPELLE L J,et al. Classifi- cation of subtype of acute ischemic stroke: definitions for use in a multicenter clinical trial. TOAST. Trial of Org 10 172 in acute stroke treatment [J]. Stroke,1993,24(1):35-41.

[4] AY H,BENNER T,ARSAVA E M,et al. A computerized algorithm for etiologic classification of ischemic stroke:the causative classification of stroke system [J]. Stroke,2007,38(11):2979-2984.

[5] AMARENCO P,BOGOUSSLAVSKY J,CAPLAN L R,et al. New approach to stroke subtyping:The A-S-C-O (phenotypic)classification of stroke [J]. Cerebrovasc Dis,2009,27(5):502-508.

[6] CHEN PH,GAO S,WANG Y J,et al. Classifying ischemic stroke,from TOAST to CISS [J]. CNS Neurosci Ther,2012,18(6):452-456.

[7] BAMFORD J,SANDERCOCK P,DENNIS M,et al. Classification and natural history of clinically identifiable subtypes of cerebral infarction [J]. Lancet,1991,337(8756):1521-1526.

[8] O'DONNELL M J,CHIN S L,RANGARAJAN S,et al. Global and regional effects of potentially modifiable risk factors associated with acute stroke in 32 countries(INTERSTROKE):a case-control study [J]. Lancet,2016, 388(10046):761-775.

[9] YAGHI S,ELKIND MS. Lipids and cerebrovascular disease:research and practice [J]. Stroke,2015,46(11): 3322-3328.

[10] PETERS S A,HUXLEY R R,WOODWARD M. Diabetes as a risk factor for stroke in women compared with men:a systematic review and meta-analysis of 64 cohorts,including 775 385 individuals and 12 539 strokes [J]. Lancet,2014,383(9933):1973-1980.

[11] PETERS S A,HUXLEY R R,WOODWARD M. Smoking as a risk factor for stroke in women compared with

men：a systematic review and meta-analysis of 81 cohorts，including 3 980 359 individuals and 42 401 strokes ［J］. Stroke，2013，44（10）：2821-2828.

［12］ BANG O Y，OVBIAGELE B，KIM J S. Nontraditional risk factors for ischemic stroke：an update ［J］. Stroke，2015，46（12）：3571-3578.

［13］ FRIBERG L，ROSENQVIST M，LIP G Y. Net clinical benefit of warfarin in patients with atrial fibrillation：a report from the Swedish atrial fibrillation cohort study ［J］. Circulation，2012，125（19）：2298-2307.

［14］ BLACKWELL L. Aspirin in the primary and secondary prevention of vascular disease：collaborative meta-analysis of individual participant data from randomised trials ［J］. Lancet，2010，373（9678）：1849-1860.

［15］ LEE M，SAVER J L，HONG K S，et al. Risk-benefit profile of long-term dual-versus single-antiplatelet therapy among patients with ischemic stroke ［J］. Ann Intern Med，2013，159（7）：463-470.

［16］ KERNAN W N，OVBIAGELE B，BLACK H R，et al. Guidelines for the prevention of stroke in patients with stroke and transient ischemic attack：a guideline for healthcare professionals from the American Heart Association/American Stroke Association ［J］. Stroke，2014，45（7）：2160-2236.

第五章

脑出血的诊断与治疗

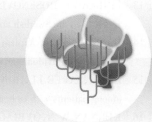

脑出血(intracerebral hemorrhage,ICH)是指非外伤性脑实质内出血,大多数病例的病因是高血压性脑出血,50岁以下年轻人脑出血的常见原因是脑动静脉畸形。人群中脑出血的发病率为(12~15)/10万人年。我国脑出血占所有脑卒中的18.8%~47.6%,高于西方国家。脑出血发病凶险,病情变化快,致死致残率高,需快速分诊救治。

一、临床症状及检查

脑卒中的早期识别——"FAST"原则。①F(face,脸):让患者微笑,观察是否有口角歪斜?②A(arm,手臂):让患者双手平举,观察是否有一侧肢体向下坠落?③S(speech,语言):让患者重复一个简单的句子,观察是否有言语困难或言语难以理解?④T(time,时间):出现上述任何一种症状,应高度怀疑脑卒中,需立即拨打120急救。

对于急性脑卒中患者,有高血压病史,活动中或情绪激动时突然起病,血压明显升高,出现头痛、恶心、呕吐等颅内高压表现,早期意识改变,应高度怀疑脑出血。

仅凭临床表现,难以有效鉴别脑出血和脑梗死。对所有脑卒中患者,应立即完善头部影像学检查,首选头部CT,其优点是扫描速度快,对急性期脑出血敏感性高。头部MRI费用高、耗时长,在急性脑出血诊断上有其局限性,但在慢性出血及发现血管畸形方面优于CT。

常规实验室检查包括全血细胞计数、血糖、肝肾功能、电解质、心肌标志物、凝血功能和心电图等。

考虑动脉瘤、脑血管畸形、烟雾病等脑出血病因的患者,应进一步完善脑血管造影检查,包括磁共振血管造影(magnetic resonance angiography,MRA)、CT血管造影(CT angiography,CTA)和数字减影血管造影(digital subtraction angiography,DSA)。

二、诊断

1. **判断是否为脑卒中**　根据"FAST"原则,迅速判断是否为脑卒中。
2. **判断是否为脑出血**　判定有无脑出血的可靠方法是头颅CT检查。CT可迅速、准确显示血肿部位、大小及脑水肿等情况。早期血肿在 CT 上表现为圆形或椭圆形高密度影。

3. **出血量的估算**　出血量估算的方法有很多,适合临床使用的是多田公式。根据 CT 影像,计算方法如下:

$$出血量(ml) = 0.5 × 最大面积长轴(cm) × 最大面积短轴(cm) × 层面数 × 层厚(cm)$$

4. **脑出血部位**

(1) 壳核出血:是最常见的脑出血,占 50%~60%。血肿常向内波及内囊,从而出现"三偏":对侧肢体偏瘫,对侧偏身感觉障碍和双眼对侧视野同向性偏盲。还可表现有双眼向病灶侧凝视,优势半球受累可有失语。出血量大时患者可迅速出现昏迷。

(2) 丘脑出血:约占 20%。主要症状有①丘脑性感觉障碍:对侧半身深浅感觉减退,感觉过敏或自发性疼痛;②运动障碍:出血侵及内囊可出现对侧肢体瘫痪,多为下肢重于上肢;③丘脑性失语:言语缓慢而不清、重复言语、发音困难、复述差,朗读正常;④丘脑性痴呆:记忆力减退、计算力下降、情感障碍、人格改变;⑤眼球运动障碍:眼球向上注视麻痹,常向内下方凝视。

(3) 脑干出血:约占 10%。绝大多数为脑桥出血,偶见中脑出血,延髓出血极为罕见。主要症状有眩晕、恶心、呕吐、复视、眼球不同轴、交叉性瘫痪、肢体共济失调等。严重者很快出现昏迷、去大脑强直,常迅速死亡。

(4) 小脑出血:约占 10%。主要症状为突发晕眩、呕吐、后头部疼痛,无偏瘫。有眼震、站立和行走不稳、肢体共济失调、肌张力降低及颈项强直。头颅 CT 扫描示小脑半球或侧部高密度影及四脑室、脑干受压。

(5) 脑叶出血:占 5%~10%。包括额叶出血、顶叶出血、颞叶出血、枕叶出血等。与深部脑出血相比,癫痫发作更常见。其他提示脑叶受累的症状,有失语、体像障碍、明显的精神症状等。

(6) 脑室出血:占 3%~5%。主要症状为突然头痛、呕吐,迅速进入昏迷或昏迷逐渐加深,双侧瞳孔缩小,四肢肌张力增高,病理反射阳性,早期出现去大脑强直,脑膜刺激征阳性,常出现丘脑下部受损的症状及体征,如上消化道出血、中枢性高热、大汗、应激性溃疡、急性肺水肿、血糖增高、尿崩症等。

5. **脑出血的病因诊断**　脑出血的病因多种多样,要尽可能作出病因诊断,以有利于治疗。常见病因的诊断线索有以下几个方面。

(1) 高血压性脑出血

1) 出血部位:常见于豆状核、丘脑、小脑和脑桥。

2) 有高血压病史。

3) 影像学检查:头部 MRI 可见主要分布在基底核区的微出血。

(2) 脑淀粉样血管病

1) 年龄特点:老年患者。

2) 出血部位:局限于脑叶。

3) 无高血压病史。

4) 有反复发作的脑出血病史。

5) 影像学检查:头部 MRI 可见主要分布在脑叶的微出血。

(3) 动静脉畸形出血

1）年龄特点：发病早，年轻人的脑出血。

2）出血部位：脑叶。

3）影像学检查：可发现血管异常影像。

三、治疗

（一）一般治疗

1. 持续生命体征监测 卧床休息 2~4 周，避免情绪激动及血压升高。

2. 保持气道通畅 昏迷患者应将头偏向一侧，以利于口腔分泌物及呕吐物流出，必要时行气管插管或气管切开。

3. 对症支持治疗 吸氧；短期内不能恢复自主进食者，可通过鼻饲进食；便秘患者可使用缓泻剂；过度烦躁不安的患者，可适量使用镇静剂；静脉补液应使用生理盐水，避免使用低渗液体，以免加重脑水肿。

4. 预防感染 包括加强口腔护理，及时吸痰等。

（二）急性期血压管理

早期积极降压是安全的，能减少血肿扩大。急性脑出血患者收缩压 >220mmHg 时，应积极使用静脉抗高血压药物降低血压，将收缩压控制在 140~160mmHg。当患者收缩压在 150~200mmHg 时，可快速将收缩压降至 140mmHg。在降压治疗期间，应严密观察血压的变化，每隔 5~15min 进行 1 次血压监测。

（三）降颅内压治疗

颅内压升高是脑出血患者死亡的主要原因，因此降低颅内压是脑出血急性期治疗的重点。脑出血患者颅内压升高的主要原因是脑血肿、血肿周围脑水肿引起的占位效应。颅内压升高患者，应将床头抬高 30°。降颅内压的药物主要是高渗脱水药，最常用的药物为甘露醇，用药方法为 20% 甘露醇 125~250ml，快速静脉滴注，6~8h/ 次，连续用 5~7d。可同时应用呋塞米 20~40mg 静脉注射，与甘露醇交替使用。用药过程中应监测尿量、水及电解质平衡情况，其他可以使用的脱水药有甘油果糖、20% 人血清白蛋白。

（四）脑出血外科治疗

对于大部分脑出血患者，外科治疗的有效性尚不确定，因此，不主张常规使用外科或微创手术。以下情况可考虑选择外科手术或微创手术治疗。

1. 小脑出血直径 >3cm，或患者出现神经功能恶化，或脑干受压时，无论有没有脑室梗阻、脑积水的表现，都应尽快手术清除血肿。

2. 距皮质表面 1cm 以内、体积 >30ml 的脑叶出血，可考虑行开颅术或微创手术清除血肿。

3. 发病 72h 内、出血体积 20~40ml、GCS≥9 分的幕上高血压性脑出血患者，在有条件的医院可应用微创手术清除血肿。

4. 出血 40ml 以上的重症脑出血患者，由于血肿占位效应导致意识障碍恶化者，可考虑微创手术清除血肿。

（五）脑出血的病因治疗

1. 高血压性脑出血 治疗的关键是控制升高的血压，防止再出血。止血药物治疗脑出血临床疗效尚不确定，且存在增加血栓栓塞的风险，不推荐常规使用。

2. **抗栓治疗相关脑出血**　使用抗栓药物发生脑出血时,应立即停药,并进行针对性的治疗。

（1）华法林相关的脑出血,可静脉应用维生素 K、新鲜冻干血浆或凝血酶原复合物。

（2）普通肝素相关的脑出血,推荐使用硫酸鱼精蛋白。

（3）与使用溶栓药相关的脑出血,可选择输注凝血因子和血小板治疗。

3. **血管畸形**　脑血管畸形治疗方法有四种:显微神经外科、血管内介入技术、放射外科、栓塞后手术的联合治疗。

（龚涛　李伟）

第六章

蛛网膜下腔出血的诊断与治疗

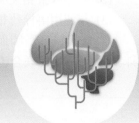

蛛网膜下腔出血(subarachnoid hemorrhage,SAH)是指脑底部或脑、脊髓表面血管破裂,血液流入蛛网膜下腔,又称为原发性蛛网膜下腔出血。年发病率为(5~20)/10万,常见病因为颅内动脉瘤,其次为脑血管畸形,还有高血压性动脉硬化,也可见于动脉炎、脑底异常血管网、结缔组织病、血液病、抗凝治疗并发症等。

一、诊断

(一)临床特点

蛛网膜下腔出血的临床表现主要取决于出血量、积血部位、脑脊液循环受损程度等。

1. 起病形式 多在情绪激动或用力等情况下突然起病。

2. 主要症状 突发剧烈头痛,呈胀痛或爆裂样疼痛,难以忍受,有时上颈段也可出现疼痛;多伴有恶心、呕吐;可有短暂的意识障碍及烦躁、谵妄等精神症状,少数出现癫痫发作。

3. 主要体征 发病数小时后可见脑膜刺激征(颈项强直、克尼格征、布鲁辛斯基征),眼底可见玻璃体膜下出血,少数可有局灶性神经功能缺损的征象,如轻偏瘫、失语、动眼神经麻痹等。

4. 临床分级

(1)一般采用 Hunt-Hess 分级法(表6-1)对动脉瘤性 SAH 的临床状态进行分级,以选择手术时机和判断预后。

表 6-1 蛛网膜下腔出血的 Hunt-Hess 评分标准

分级	标准
0级	未破裂动脉瘤
I级	无症状或轻微头痛、轻度顽强
II级	中-重度昏迷、脑膜刺激征、脑神经麻痹
III级	嗜睡、意识混沌、轻度局灶神经症
IV级	昏迷,中-重度偏瘫、有早期去脑强直或自主神经功能紊乱
V级	深昏迷,去大脑强直、濒死状态

(2) 根据格拉斯哥昏迷评分(GCS)和有无运动障碍制定的世界神经外科联盟(World Federation of Neurosurgical Societies,WFNS)分级(表6-2)也广泛应用于临床。

表6-2 WFNS 分级法(1988 年)

分级	GCS(分)	运动障碍	分级	GCS(分)	运动障碍
I级	15	无	IV级	12~7	有或无
II级	14~13	无	V级	6~3	有或无
III级	14~13	有局灶症状			

(二) 辅助检查

1. CT 检查 头颅 CT 是诊断 SAH 的首选方法。SAH 在 CT 表现为沿蛛网膜下腔分布的高密度影。CT 诊断 SAH 的敏感性与时间有关,发病24h 内阳性率为 90%~95%,5d 为 85%,2 周后 <30%。

2. MRI 检查 发病数天后,CT 发现 SAH 的敏感性下降,此时,头颅 MRI 检查可发挥较大作用。FLAIR 序列可见沿蛛网膜下腔分布的高信号改变。

3. 脑脊液检查 通常 CT 检查已确诊者,腰椎穿刺不作为临床常规检查。临床怀疑 SAH 而 CT 检查无阳性发现时,需行腰椎穿刺脑脊液检查。SAH 时脑脊液呈均匀一致的血性脑脊液,出血12h 后脑脊液离心后上清液呈黄色。

4. 脑血管影像学检查

(1) 数字减影血管造影(DSA):是诊断颅内动脉瘤最有价值的方法,阳性率达 95%,条件具备、病情许可时,应争取尽早行全脑 DSA 检查,以确定出血原因和决定治疗方法、判断预后。检查时机为出血3d 内或 3~4 周后,以避开脑血管痉挛(cerebral vasospasm,CVS)和再出血的高峰期。

(2) MRI 和 MRA:是无创性的脑血管显影方法,主要用于有动脉瘤家族史或破裂先兆者的筛查。敏感性和准确性不如 DSA。

(3) 经颅超声多普勒(transcranial doppler ultrasound,TCD)动态检测:检测颅内主要动脉流速是及时发现 CVS 倾向和痉挛程度的最灵敏的方法,局部脑血流测定用以检测局部脑组织血流量的变化,可用于继发脑缺血的检测。

二、治疗

(一) 一般治疗

1. 持续生命体征监测,卧床休息,避免情绪激动及血压升高。

2. 保持气道通畅 昏迷患者应将头偏向一侧,以利于口腔分泌物及呕吐物流出,必要时行气管插管或气管切开。

3. 对症支持治疗 吸氧;短期内不能恢复自主进食者,可通过鼻饲进食;便秘患者可使用缓泻剂;过度烦躁不安的患者,可适量使用镇静剂。

4. 预防感染 加强口腔护理,及时吸痰等。

(二) 急性期血压管理

控制血压能减少再出血风险,建议将血压控制在 160mmHg 以下。抗高血压药物的选择,应避免使用硝普钠或硝酸甘油等血管舒张药。

（三）降颅内压治疗

SAH 患者常发生颅内压升高。降颅内压的药物治疗见第五章"脑出血的诊断与治疗"。

（四）并发症的防治

1. **预防再出血**　动脉瘤修复是防止动脉瘤性 SAH 再出血最好的办法，应尽可能在 24~72h 内行动脉瘤夹闭或介入栓塞治疗。对于近期无法手术治疗的患者，可短期（<72h）使用抗纤溶药物，如氨基己酸和氨甲苯酸。

2. **预防脑血管痉挛**　脑血管痉挛是在 SAH 后，颅底容量大血管迟发性收缩，常在血管造影或脑血流上表现为受累血管远端区域的灌注减少，可发展为脑梗死。应避免脱水，通过静脉补液维持有效的循环血容量和血压。尽早应用钙离子通道阻滞剂，常用药物为尼莫地平，用法为口服，每次 40~60mg，4~6 次 /d，疗程为 21d。

3. **防止脑积水**　一般轻度的急、慢性脑积水都应先行药物治疗，给予乙酰唑胺片等药物减少脑脊液（cerebrospinal fluid，CSF）分泌，酌情选用甘露醇、呋塞米等；严重脑积水伴有意识障碍者，可行脑室穿刺外引流术。

（五）外科手术治疗及血管内介入治疗

临床状况良好（Hunt-Hess 分级 I 级、II 级、III 级）的患者，应尽早行脑血管造影明确病因，如果确诊为动脉瘤，应考虑尽早行外科手术夹闭或介入栓塞。

（龚　涛　李　伟）

第七章

脑静脉窦血栓形成的诊断与治疗

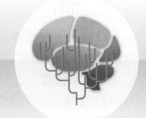

脑静脉窦血栓（cerebral venous sinus thrombosis，CVST）是指多种病因导致脑静脉窦回流受阻，引起脑组织损伤的脑血管病，其发病率低，无特异临床表现，极易漏诊和误诊，因病情有时进展较快，逐渐受到临床医师重视。

一、诊断

1. **高危因素** 长期服用避孕药，血液系统疾病，蛋白 C、蛋白 S 缺乏，抗凝血酶Ⅲ缺陷，Ⅴ因子 Leiden 突变，肿瘤等。

2. **临床特点** 临床表现无特异性。头痛最为常见，部分患者可有癫痫发作；局灶性脑损害可导致偏瘫、失语、认知障碍、偏盲等；颅内压增高可引起呕吐、视盘水肿、意识障碍，极少部分患者可表现为正常颅内压甚至低颅内压，机制不明。

3. **辅助检查诊断**

（1）头颅 CT/CT 静脉成像（computed tomography venography，CTV）

1）CT 扫描直接征象：束带征；上矢状窦后部高密度三角征；增强 CT 呈中间低密度、周边高密度的"空 δ 征"。

2）CT 扫描间接征象：脑组织肿胀；静脉性梗死伴出血。

3）CTV 无血流相关伪影，敏感度可达 75%~100%，特异度可达 81%~100%，但 CT 正常不能除外静脉窦血栓。

（2）头颅 MRI 和磁共振静脉成像（magnetic resonance venogram，MRV）：直接显示颅内静脉和静脉窦血栓，不同时期血栓在 MRI 上表现信号不同，亚急性期血栓呈短 T_1、短 T_2 信号对 CVST 的诊断最为可靠。大多数情况下，MRI/MRV 可对 CVST 进行准确诊断，无创且无辐射，是诊断和随访 CVST 的合理手段。

（3）D- 二聚体检测：D- 二聚体升高对于 CVST 的诊断有较高的敏感性，但其正常仍不能排除 CVST，有 10% 的 CVST 患者 D- 二聚体值正常。

（4）腰椎穿刺：CVST 常有高颅压表现，通过腰椎穿刺可以协助诊断。同时腰椎穿刺时压颈试验可协助判断一侧横窦和乙状窦是否通畅。少数 CVST 颅内压不高甚至可呈颅内压低。

（5）数字减影脑血管造影术（DSA）：是目前诊断 CVST 的金标准，经动脉顺行造影可直接显示静脉窦血栓的部位、范围和侧支循环代偿情况。

二、治疗

1. **病因及对症治疗**　如治疗血液病、纠正高凝状态、抗感染等；发生高颅压和癫痫时，应遵循治疗原则治疗。

2. **抗凝治疗**

（1）急性期和亚急性期抗凝治疗：抗凝治疗是治疗 CVST 的主要手段。皮下注射低分子肝素（low molecular weight heparin，LMWH）或静脉使用未分级肝素（unfractionated heparin，UFH）均有效。

（2）慢性期抗凝治疗：在 CVST 病情稳定后，可桥接为华法林口服抗凝治疗，病因明确者，建议使用华法林 3 个月；病因不明确者，建议使用华法林 3~12 个月；复发性 CVST，建议终身使用华法林抗凝。

3. **静脉溶栓治疗**　目前临床证据不足。使用 LMWH 或 UFH 的充分抗凝治疗后，神经功能仍进行性恶化的患者，可考虑行静脉溶栓治疗。

4. **机械取栓或血管内介入治疗**　目前只有回顾性的病例报道，缺少随机对照试验，且存在一定争议。

5. **抗血小板治疗**　患者有抗凝禁忌时，可用抗血小板治疗替代，但其在 CVST 治疗中的有效性和安全性尚无证据支持。

（戚晓昆　王晴晴）

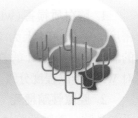

第八章

脑小血管病的诊断与治疗

脑小血管（cerebral small vessel disease，CSVD）是一组由于各种病因累及脑小动脉、微动脉、毛细血管和小静脉，导致的一系列临床、影像及病理改变的综合征。临床上，CSVD的表现多种多样，常见的症状包括急性脑卒中（占所有脑卒中的20%）、认知障碍、精神行为异常及步态障碍等。CSVD的MRI主要表现包括最近小的皮层下脑梗死或腔隙性脑梗死（lacunar infarctions，LI）、可能血管来源脑白质高信号（white matter hyperintensities presumed vascular origin，WMH）、血管周围间隙扩大（perivascular spaces）、脑皮层表面铁沉积（cortical superficial siderosis，cSS）、脑萎缩（brain atrophy）、脑微出血（cerebral microbleeds，CMBs）及脑微梗死（cerebral microinfarction，CMI）。但是仅凭影像学表现，尚不能完全定义脑小血管病。

一、流行病学特点

67%年龄≥65岁的老年人存在CSVD，LI患病率为8%~28%，90%年龄≥65岁老人存在WMH。头颅MRI显示的CMBs人群发生率为24.0%，60~69岁人群为17.8%，年龄≥80岁的高龄老人为38.8%。CMB可见于35%的缺血性脑卒中患者和60%的出血性脑卒中患者中。

二、病理生理机制

根据病因学，CSVD主要分为动脉粥样硬化性CSVD、散发和遗传性脑淀粉样血管病（cerebral amyloid angiopathy，CAA）、除CAA以外的其他类型的遗传性CSVD、炎症性及免疫相关性CSVD、静脉胶原性疾病及其他CSVD，其中动脉粥样硬化性CSVD及CAA是最常见的类型。

三、临床表现

CSVD临床表现各异，缺乏特异性：可表现为血管急性闭塞导致的脑卒中样症状，也可因相应脑组织持续性和进展性损伤，表现为起病隐袭、慢性进展的神经功能缺损，如认知功能损害、情感障碍、括约肌功能障碍、步态异常、假性延髓麻痹症状和体征，及日常生活能力下降等。

四、影像学表现

1. **脑白质损害**（white matter lesions，WML） 呈现为深部白质或脑室旁边界模糊的低密度灶。在 MRI 上为 T_1 等信号或偏低信号、液体衰减反转恢复序列（FLAIR）和 T_2 高信号的病灶。由于 MRI 的普及，临床亦常用"白质高信号"与 WML 等同。可按照累及范围大小，对 WML 予以程度分级。

2. **腔隙性脑梗死** 腔隙呈脑脊液样信号特征，多位于皮质 - 皮质下、基底节区、丘脑、脑干和小脑。腔隙性脑梗死好发部位与腔隙基本一致，在 MRI 上表现为 T_1 低信号、T_2 和弥散加权成像（DWI）高信号灶，后期部分演变为腔隙灶，也可变为脑白质病变或消失。

3. **CMB** CMB 是 MRI 的 T_2 梯度回波序列或磁敏感加权成像序列上黑色信号病灶，圆形或卵圆形，无周围水肿现象。应除外软脑膜血管、铁或钙沉积、外伤性弥漫性轴索损伤或其他类似信号结构。其检出率与序列参数及判别标准有关。

4. **血管周围间隙扩大** 血管周围间隙扩大在 MRI 上表现为边界清晰、圆形或卵圆形或线状的结构，最大径 <3mm，呈 T_1 低信号、T_2 高信号、FLAIR 低信号，类似脑脊液，多位于穿支动脉供血区，且常与之伴行。

5. **脑微梗死** 指大体解剖中不能被肉眼看到，但在显微镜下可看到的脑内界限清晰的细胞死亡或组织坏死病灶，也可以观察到空腔，其病理学表现与常见的缺血性梗死表现相似。CMI 的大小从 $50\mu m$ 到几毫米，一般认为其平均直径应在 1.1mm 以下。依据组织病理和 7T MRI 检查 CMI 病灶的累及范围，分为以下分型：1 型，累及所有皮质层；2A 型，仅累及表层和中层皮质；2B 型，仅累及中层和深层皮质；3A 型，仅限于表层皮质；3B 型，仅限于中层皮质；3C 型，仅限于深层皮质。

五、防治

高血压是 CSVD 的重要危险因素，长期降压治疗能够将脑卒中复发风险降低 28%。SPS3 研究显示，与常规降压（血压目标值 130~139mmHg）相比较，强化降压治疗（血压目标值 <130mmHg）脑卒中复发率下降 19%（HR=0.81，95% 可信区间为 0.64~1.03）；颅内出血发生率明显降低（HR=0.37，95% 可信区间为 0.15~0.95）。降压治疗能够延缓脑卒中患者 WMH 进展，治疗组较对照组 WMH 进展风险下降 43%，新出现的 WMH 体积明显减少。因此，对于存在 LI 的 CSVD 患者，建议将血压控制在 <130mmHg。但血压具体管理还应考虑患者年龄、高血压病程、WMH 严重程度及认知损害程度等。

他汀类药物通过减少 LDL 的合成和释放，进而减少低密度脂蛋白水平。除调脂作用，他汀类药物还具有抗血小板、抗炎性反应和增加内皮功能的作用。SPARCL 研究显示，CSVD 患者、高 LDL 血症患者和大动脉病变所致脑卒中患者脑卒中复发率相似，予阿托伐他汀 80mg，每天 1 次进行治疗，对于减低三组患者脑卒中复发风险有相同作用，说明 CSVD 患者能够从他汀类药物治疗中获益。Vuorinen 发现，调脂治疗能够减少老年患者 WMH 出现的风险（RR=0.13，95% 可信区间为 0.02~0.59）。而包括 PROSPER、ROCAS 等在内的多项研究，未发现他汀类药物能够预防 WMH 恶化、缓解认知减退、改善血管反应性或内皮功能。

Huisa 等建议,对既往存在缺血性脑血管病史、存在脑卒中影像学证据或 LDL>2.6mmol/L 的宾斯旺格病(皮质下动脉硬化性脑病)患者,给予他汀类药物治疗。由于他汀类药物可能增加 CSVD 患者颅内出血的风险,因此他汀类药物使用需要更多证据,进而确定 CSVD 患者的使用强度。

患者存在 LI 时,推荐使用抗血小板药物,但并不推荐双联抗血小板药物。SPS3 研究发现,长期联合服用阿司匹林和氯吡格雷,与服用阿司匹林单药治疗相比,未降低 LI 患者脑卒中复发风险(2.5%/ 年 *vs.* 2.7%/ 年,HR=0.92,95% 可信区间为 0.72~1.16),反而增加了颅内出血发生率(2.1%/ 年 *vs.*1.1%/ 年,HR=1.97,95% 可信区间为 1.41~2.71)。因此,除特殊情况外,患者不推荐阿司匹林联合氯吡格雷治疗。对单纯存在 WMH 的抗血小板治疗的研究有限,WMH 使脑卒中发生风险增加 3 倍,也是颅内出血的危险因素。因此,单纯存在 WMH 的 CSVD 患者抗血小板治疗的获益与风险仍存在争议。

钙离子拮抗剂尼莫地平可以扩张各种直径大小的脑动脉,但扩张直径 <1mm 的脑动脉小分支的强度更高,可针对 CSVD 进行早期病因干预,改善脑供血。Pantoni 等 2005 年的研究评估了尼莫地平治疗 CSVD 患者的有效性和安全性,发现尼莫地平可减少简易智能状态检查量表评分恶化 >2 分的患者比例,延缓总体衰退量表和老年临床评定量表评分下降。荟萃分析表明,尼莫地平能有效改善血管性、老年性及混合性认知功能损害。

六、单基因遗传性脑小血管病

(一) 皮质下梗死伴白质脑病的常染色体显性遗传性脑动脉病

皮质下梗死伴白质脑病的常染色体显性遗传性脑动脉病(cerebral autosomal dominant arteripathy with subcortical infarcts and JeukoencephIopathy,CADASIL)是一种非动脉硬化性、非淀粉样变性的常染色体显性遗传性脑卒中,基因定位于 19p13.1~13.2,为 Notch3 基因突变,具有高外显率和遗传异质性特征。发病年龄 30~70 岁,主要临床表现为反复缺血性发作(脑卒中或短暂性脑缺血发作)、认知功能障碍、先兆性偏头痛和精神障碍。多数患者表现为典型的腔隙综合征,部分患者仅表现为短暂性缺血综合征。可出现步态异常、小便失禁、假性延髓麻痹等症状。67% 的患者在 65 岁之前缓慢发展为痴呆,先兆性偏头痛出现在 40 岁之前,并可为首发症状。CADASIL 的影像学基本变化是皮质下腔隙性损害。皮质下腔隙性损害表现为在灰、白质结合部,数目不等的圆形异常信号影,1~2mm 大小,边缘相切,呈不规则线样排列。CADASIL 的 MRI 特征性表现:颞极白质 T 像异常长 T 信号(O' Sullivan 征),并且点片状异常信号在颞部趋于融合;脑白质高信号向皮层下弓状纤维部扩展。

(二) 常染色体隐性遗传性脑动脉病及动脉硬化伴皮质下梗死及白质脑病

常染色体隐性遗传性脑动脉病及动脉硬化伴皮质下梗死及白质脑病(cerebral autosomal recessive arteriopathy/arteriosclorosis with subcorticalinfarcts and leukoencephalopathy,CARASIL)发病年龄较 CADASIL 早,为 20~44 岁,平均临床病程 7.6 年。呈隐性遗传,男性多见,男女比例为 5.3:1,50% 的患者有脑卒中发作。无脑卒中症状的患者表现为进行性脑功能损害,如智能障碍、假性延髓麻痹和锥体束征,并可出现精神症状,如欣快和情感依赖。头痛症状较少;CARASIL 的其他临床特征包括秃头、膝关节退行性病变及各种各样的骨性结构异常,如驼背、肘关节畸形和椎管内的韧带骨化。CARASIL 患者 MRI 可见 T_2 相脑白质弥漫性长 T 信号,基底核、丘脑或脑干腔隙性脑梗死。与 CADASIL 影像学不同之处在于脑白质疏松较均匀,融合成块者少。

(三) 伴视网膜病的遗传性小血管病

伴视网膜病的遗传性小血管病是一组累及全身毛细血管和小动脉血管的显性遗传性血管病,致病基因定位于 3p21.1~p21.3。伴有视网膜病 - 肾病 - 脑卒中的遗传性内皮细胞病(hereditary endotheliopathy with retinopathy,nephropathy and stroke,HERNS),临床表现主要为45 岁以后出现视野缺损,反复脑卒中发作,肾功能不全和蛋白尿,常伴有不同程度的精神症状。早期表现为视觉损害和肾功能障碍。神经系统症状一般出现在 30~50 岁,呈偏头痛样头痛,并逐渐出现局灶性神经功能损害(如偏瘫、构音障碍、言语失用等)。遗传性血管性视网膜病(hereditary vascular retinal disease,HVR)患者早期表现为集中在黄斑周围的视网膜微血管病变:微动脉瘤和毛细血管扩张。晚期视网膜动脉分支闭塞。80% 的患者存在雷诺现象;70% 的患者存在偏头痛;55% 的患者雷诺现象和偏头痛两者同时存在。大脑视网膜血管病(cerebral retinavascular disease,CRV)患者临床表现为视网膜毛细血管变性和脑血管病变。神经系统表现为偏头痛、脑卒中和痴呆。脑 MRI 显示"假瘤征象",并且脑内假瘤发生在 50 岁之前,为其主要致死原因。

(四) 脑淀粉样血管病

脑淀粉样血管病(cerebral amyloid angiopathy,CAA)是一组大脑皮质和软脑膜小血管壁淀粉样变性疾病,一般皮质下区域和脑外的血管不累及,分为散发性和家族性两种,是老年人原发性、非高血压性脑出血的常见原因。CAA 患者起病年龄 39~76 岁,主要临床特点是反复脑叶出血、认知功能下降,可伴发阿尔茨海默病(Alzheimer's disease,AD)。CAA 患者影像学表现为单独或同时出现的皮质 - 皮质下大的和微小的出血灶、脑白质病以及脑萎缩。血肿形状多不规则,呈叶性、多腔状或指样放射状,部分患者可有脑室出血。因梯度回波脉冲序列对皮质小点状出血更敏感。对于散发性 CAA,主要与载脂蛋白 E(apolipoprotein E,ApoE)基因、衰老蛋白(presenilin,PS)基因等相关危险因子基因突变有关。

(五) 弥漫性躯体性血管角化瘤

弥漫性躯体性血管角化瘤(Fabry 病)是性连锁遗传性疾病,是位于 Xq22 位点仅半乳糖苷酶基因突变导致溶酶体 α- 半乳糖苷酶 A 功能缺陷,以致鞘糖脂 GB3 在血管内皮蓄积,导致皮肤、眼、肾、心脏和神经系统等全身性异常的遗传性疾病。儿童晚期或青少年早期起病,多数为男性,典型临床症状包括特异性皮肤损害(位于脐周、阴囊、腹股沟和臀部,双侧对称,呈小点状红黑色的毛细血管扩张团,伴随表皮细胞增殖)、多发性周围神经病(烧灼样疼痛,疲乏无力)、中枢神经系统损害(脑卒中,感觉神经性耳聋,血管性痴呆)、眼部症状(角膜混浊,白内障,晶体后移)、心血管病变(肥厚型心肌病、心瓣膜病、房室传导异常等)、肾脏衰竭、胃肠道症状,并可出现水肿、嘴唇增厚和唇皱褶增多等面部畸形。

(六) 弹性纤维性假黄瘤

弹性纤维性假黄瘤(pseduoxanthoma elasticum,PXE)是一种常染色体显性或隐性遗传性结缔组织疾病。基因定位于 16p13.1,ABCC6 基因(编码跨膜载体 MRP6 蛋白)突变所致。PXE 通常 20 岁以后发病,出现腔隙性梗死,皮肤的褶皱处(如颈、腹股沟区、腋窝)出现许多黄色丘疹,融合而成"鸡皮样"外观;长期疾病使皮肤出现过多褶皱而下垂。口腔黏膜呈"鹅卵石样"改变。眼底特征性改变为视盘周围的放射状血管纹,晚期可出现眼底出血和视力下降。PXE 患者病理表现为真皮中层和深层出现退化的弹性纤维和嗜喊性吞噬体。现在较为明确的致病基因为 16p13.1 位点 ABCC6 基因（编码跨膜载体 MRP6 蛋白）突变所致。PXE 患者在皮肤、血管壁和视网膜中 ABCC6 基因表达水平低。

（七）线粒体脑肌病伴乳酸酸中毒和脑卒中样发作综合征

线粒体脑肌病伴乳酸酸中毒和卒中样发作综合征（mitochondrial encephalomyopathy with lacticacidosis and strokelike episodes，MELAS）是由线粒体细胞病、线粒体血管病，或两者共同导致的脑局部代谢紊乱和神经细胞兴奋性损伤的线粒体遗传病。MELAS 表现为母系遗传，患者多在 45 岁以前发病，可表现为神经系统损害（头痛、癫痫发作、运动不耐受），内分泌疾病（糖尿病，甲状旁腺、甲状腺、肾上腺及脑垂体系功能异常等），身材矮小，发际低，性早熟及弓形足。化验检查可见血、脑脊液乳酸增高和丙酮酸增高，血乳酸运动试验 10min 后血乳酸仍不降至正常。MELAS 患者 MRI 可见脑内多发、游走性长 T 信号，多以颞枕部明显。病变不按血管分布，病变区脑沟回清楚，无水肿及占位效应。可见脑室扩大、脑萎缩。MRI 强化可表现无明显强化，亦可表现为脑回样强化。电镜下可见肌膜下和肌原纤维间大量异常线粒体堆积，形态大小不一，体积明显扩张，形态各异，线粒体内出现嗜锇小体及类结晶样包涵体。MELAS 由于线粒体脱氧核糖核酸在转录核糖核酸（transcription ribonucleic acid，tRNA）的突变，或由于 cytb 基因中小片 mtDNA 缺失所致，最常见的突变是 tRNA（1eu A3243G）。

（郑华光）

第九章

非常见原因脑卒中的诊断与治疗

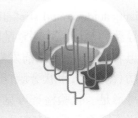

　　脑卒中发病率极高,尤其是脑卒中发病人群越来越年轻化。临床中除常见的引起脑血管病的高危因素如高血压、糖尿病、高脂血症、吸烟、酗酒等危险因素,还需了解引起脑卒中的部分少见原因,正确认识患者脑卒中病因,有效减少致残率甚至死亡率。

一、诊断

(一) 动脉疾病

1. 颈动脉或椎动脉夹层　因先天性或外伤性等原因,颈内动脉或椎动脉血流通过内膜破裂处进入动脉壁,在动脉壁内形成血肿,沿着血管长轴在血管壁间将中层剥离成为内、外两层,称为动脉夹层动脉瘤。夹层动脉瘤破裂是引起猝死的主要原因。

　　颈动脉夹层引起的脑缺血的临床表现与其他因素引起的脑缺血的临床表现一样。伴随霍纳综合征和颈部疼痛或头痛,颈内动脉夹层会导致视网膜缺血,以及椎动脉夹层导致的延髓梗死等。颈动脉夹层可表现为长锥形狭窄、锥形闭塞或夹层动脉瘤。最典型、最特殊的征象是在颈 MRI T_1 加权像上表现为增大的动脉,在缩小的管腔周围有一个新月形的高强度信号边缘。DSA 为有效检测手段,急性期治疗通常给予抗凝或抗血小板治疗,以防止缺血事件发生和复发。

2. 血管畸形　动静脉畸形、海绵状血管瘤、纤维肌性发育不良等。

(二) 心脏疾病

1. 卵圆孔未闭　是常见的一种先天性心脏病,引起的脑卒中占青年心源性脑梗死的35%~45%。可能机制:①反常栓塞:静脉系统的栓子直接通过由右到左分流通道进入动脉系统,栓子进入颅内血管,引起脑栓塞;②相关性房性心律失常导致的心房内血栓形成;③相关的高凝状态。临床上遇到青年脑卒中患者,需排除卵圆孔未闭的可能。

2. 心脏黏液瘤　好发于女性。临床上对于面部有广泛雀斑,伴有内分泌过度活跃,心率为窦性节律的脑卒中患者,应想到心脏黏液瘤的可能;尤其是青年女性出现难以解释的周围神经病变,伴血管闭塞、炎症征象而自身抗体阴性时,需对心脏进行检查。

3. **免疫及感染疾病**　桥本病、Takayasu 动脉炎、系统性红斑狼疮、风湿性关节炎、结节性多动脉炎、急性风湿热、硬皮病、炎性肠病等自身免疫性疾病，均可表现为全身症状，可继发脑动脉的炎性改变，使血管管腔狭窄或闭塞；感染性动脉炎临床上常见的病原体有梅毒、结核分枝杆菌、巨细胞病毒、隐球菌、立克次体等。

4. **遗传**　CADASIL、家族性 Sneddon 综合征等遗传疾病均可引起脑卒中。临床上遇到反复脑卒中患者，需考虑到遗传及基因因素。

5. **血液高凝状态**　各种原因导致的高黏滞综合征都有可能引起缺血性脑卒中的发生，常见的有骨髓增生异常综合征、红细胞增多症、异常蛋白质血症，蛋白 C、蛋白 S 缺乏，抗磷脂抗体（anti-phospholipidantibody，APLA）阳性等。

二、治疗

治疗上应针对病因进行有效的个体化治疗，降低病死率，在最大程度上降低致残率。

（戚晓昆　王晴晴）

第十章

常见并发症的处理

一、脑水肿

严重脑水肿和颅内压升高是急性重症缺血性脑卒中的常见并发症,是死亡的主要原因之一。

【推荐意见】对颅内压升高患者采取综合治疗的方法,包括一般治疗、药物治疗及手术治疗等。避免和处理引起颅内压增高的因素,如头颈部过度扭曲、激动、用力、发热、癫痫、呼吸道不通畅、咳嗽和便秘等。建议对颅内压升高、卧床的脑梗死患者采用抬高头位的方式,通常抬高床头 >30°。甘露醇和高张盐水可明显减轻脑水肿、降低颅内压,减少脑疝的发生风险,可根据患者的具体情况选择药物种类、治疗剂量及给药次数,必要时也可选用甘油果糖或呋塞米。使用甘露醇时应监测肾功能,急性肾功能不全时慎用甘露醇。使用高张盐水应监测血清渗透压和血钠浓度,评估患者的容量负荷状况,心功能不全、肝硬化等患者慎用。对积极药物治疗病情仍恶化的患者,可请神经外科会诊,考虑手术治疗。

二、脑卒中后癫痫

缺血性脑卒中后癫痫早期发生率为 2%~33%,晚期发生率为 3%~67%。大多数脑卒中后的癫痫发作都为局灶性起病,但常见继发性全面性癫痫发作,尤其是在迟发型癫痫发作患者中,癫痫持续状态相对少见。

【推荐意见】建议对不明原因的昏迷和 / 或意识改变的患者,应行脑电图检查,持续脑电监测有助于发现非惊厥癫痫持续状态。不推荐预防性应用抗癫痫药物。孤立发作一次或急性期癫痫发作控制后,不建议长期使用抗癫痫药物。脑卒中后 2~3 个月再发的癫痫,建议按癫痫常规治疗进行长期药物治疗。脑卒中后癫痫持续状态,建议按癫痫持续状态治疗原则处理。

三、脑卒中后抑郁

脑卒中后抑郁很常见,脑卒中后抑郁与功能结局不良有关。脑卒中后抑郁的预测指标包括失能、脑卒中前抑郁、认知损害、脑卒中严重程度和焦虑。

【推荐意见】应评估患者心理状态,注意脑卒中后焦虑与抑郁症状,必要时请心理专科医师协助诊治。对有脑卒中后焦虑、抑郁症状的患者,应该行相应干预治疗。

四、脑卒中后认知障碍

脑卒中后认知功能障碍和痴呆的发病率较高,在随访 3 个月至 20 年的患者中,发病率为 6%~32%。年龄可增加脑卒中后痴呆的风险,其他危险因素包括首次脑卒中较严重、心房颤动、影像学发现脑白质病变和皮质萎缩(尤其是颞叶)、多次临床事件或神经影像学显示多处病灶、高血压、肥胖、同型半胱氨酸或高密度脂蛋白水平升高以及糖尿病。

血管性痴呆(vascular dementia,VaD)中认知功能障碍表现,可能与阿尔茨海默病(AD)有很大的不同,尤其是在病程早期,即使是在记忆障碍很轻微、患者还未达到痴呆标准的时候,突出执行功能障碍就可引起显著失能。神经心理学检查可有助于更好地描述 VaD 认知缺陷的性质和严重程度并追踪病程,VaD 目前无统一的诊断标准。突出执行功能障碍的证据、脑卒中病史、血管危险因素和较高的 Hachinski 缺血量表评分(Hachinski ischemic scale,HIS),应提示诊断为 VaD 或伴脑血管病的 AD,并提示进行神经影像学检查。

五、脑卒中后疼痛

脑卒中后中枢性疼痛的特征为单侧疼痛与感觉倒错,伴部分面部或整个面部的感觉受损,并且不能由三叉神经的病变所解释。对于脑卒中所致的神经痛性中枢性神经病理性疼痛患者,建议使用卡马西平治疗。对于非神经痛性脑卒中后中枢性疼痛患者,建议三环类抗抑郁药作为初始治疗。

【推荐意见】重症脑血管病患者出现疼痛症状时,可根据病情选择止痛药物,出血性疾病应慎用阿司匹林等抗血小板药物,密切监测药物的不良反应。

六、脑卒中后疲劳

脑卒中后疲劳(post stroke fatigue,PSF)是脑卒中患者的常见并发症,是指脑卒中后自觉疲劳、乏力或能量缺乏而影响自主活动的一种感觉,在短期内就可发生,且独立于抑郁情绪。

抗抑郁药可以减轻 PSF。PSF 以非药物治疗为主,适度的运动、物理刺激、精神刺激疗法对 PSF 均有效。

七、脑卒中后痉挛

脑卒中后的痉挛给患者造成异常的姿势和异常的运动模式,影响患者的步态和日常生活功能,甚至是痉挛性疼痛,都严重制约患者的康复。

研究发现,上肢痉挛的发病率明显高于下肢,痉挛分布在腕关节、肘关节和踝关节的比例明显高于其他关节。NIHSS 评分、运动指数评分可以有效预测痉挛。NIHSS 评分越低、运动指数评分越高,痉挛的可能性越小。严重痉挛患者日常生活活动(activities of daily living,ADL)评分显著低于一般痉挛患者。

【推荐意见】根据相关评估筛选出严重痉挛的高危患者,尽早纳入康复科室行康复训练和药物抗痉挛治疗,可以有效避免痉挛进一步加重,并有助于患者最大程度的尽早恢复功能。

八、静脉血栓栓塞事件

静脉血栓栓塞症(venous thromboembolism,VTE)有两种表现形式,即深静脉血栓形成(deep vein thrombosis,DVT)和急性肺栓塞(pulmonary embolism,PE)。DVT 的危险因素包括静脉血流淤滞、静脉系统内皮损伤和血液高凝状态。DVT 最重要的并发症为肺栓塞。脑血管病患者常卧床,预防深静脉血栓是重要内容之一。主要的预防措施包括药物、运动与物理疗法。

【推荐意见】鼓励患者尽早活动、抬高下肢;尽量避免下肢(尤其是瘫痪侧)静脉输液。不推荐在卧床患者中常规使用预防性抗凝治疗(皮下注射低分子肝素或普通肝素)。对于已发生 DVT 及肺栓塞高风险且无禁忌者,可给予低分子肝素或普通肝素,有抗凝禁忌者给予阿司匹林治疗。脑卒中合并 DVT 患者,如果有抗凝禁忌,应用吲哚布芬治疗可能获益,效果有待于进一步证实。可联合加压治疗(交替式压迫装置)和药物预防 DVT。对于无抗凝和溶栓禁忌的 DVT 或肺栓塞患者,首先建议肝素抗凝治疗,症状无缓解的近端 DVT 或肺栓塞患者可给予溶栓治疗。

九、内科并发症

(一) 肺炎

肺炎是急性脑卒中最常见的呼吸系统并发症之一,发生于 5%~9% 的患者。误吸是主要原因。意识障碍和吞咽困难是导致误吸主要的危险因素,其他包括呕吐、不活动等。肺炎是脑卒中患者死亡的主要原因之一,15%~25% 的脑卒中患者死于细菌性肺炎。

【推荐意见】早期评估和处理吞咽困难、误吸问题,对意识障碍患者应特别注意预防肺炎。疑有肺炎的发热患者应根据病因给予抗感染治疗,但不推荐预防性使用。

(二) 排尿障碍与尿路感染

排尿障碍在脑卒中早期很常见,主要包括尿失禁与尿潴留。尿路感染是脑卒中后常见的并发症,主要继发于因尿失禁或尿潴留留置导尿管的患者,与脑卒中预后不良有关。在长达 3 个月的随访中,有 11%~15% 的患者发生尿路感染。

【推荐意见】有排尿障碍者,应早期评估并行康复治疗。尿失禁者应尽量避免留置尿管,可定时使用便盆或便壶。尿潴留者应测定膀胱残余尿,可配合物理按摩、针灸等方法促进恢复排尿功能。必要时可间歇性导尿或留置导尿。尿路感染者根据病情决定抗感染治疗,但不推荐预防性使用。

(三) 吞咽困难

吞咽困难是脑卒中常见的并发症,也是发生吸入性肺炎的主要危险因素。且营养状态与脑卒中患者的预后密切相关。

【推荐意见】患者开始进食前,采用饮水试验进行吞咽功能评估。推荐肠内营养支持,急性期伴吞咽困难者,应在发病 7d 内接受肠内营养支持。吞咽困难短期内不能恢复者,可早期放置鼻胃管进食。如因胃肠功能不全使得胃肠营养不能提供患者所需的全部目标热量,可考虑肠内、肠外营养结合或肠外营养支持。

(四) 心脏并发症和心脏性死亡

急性脑卒中之后的严重心脏事件和心脏性死亡,可能是由于急性心肌梗死(myocardial

infarction,MI)、心力衰竭、室性心律失常(如室性心动过速、心室颤动)和心搏骤停。同时发生脑卒中和心肌梗死的情况并不少见。6%的急性脑卒中并发心绞痛、心肌梗死和心肌缺血,这些事件占严重或危及生命的内科事件的1%。急性缺血性脑卒中之后的心肌酶升高可能不代表心肌损伤,然而脑卒中之后的肌钙蛋白T升高可能提示预后不良。在因急性脑卒中入院后的72h内,约25%的患者被检查出心律失常,心房颤动是这类患者最常见的严重心律失常。

【推荐意见】密切监测脑卒中患者的心电图和心肌酶,有利于及早发现心律失常、心肌梗死和心肌缺血,并及时干预治疗。

(五) 消化道出血

急性脑卒中相关的消化道出血是较常见的并发症之一。消化道出血的危险因素包括年龄较大、严重脑卒中以及新发脑卒中前消化性溃疡病史或癌症史。

【推荐意见】使用质子泵抑制剂或 H_2 受体拮抗剂进行消化道应激性溃疡的预防,可有效减少显性消化道出血,但也可能增加医院内肺炎的发生风险。对消化道出血患者是否进行抗血小板或抗凝治疗应因人而异。

(乔杉杉　张拥波)

参 考 文 献

[1] VELIOGLU S K,OZMENOGLU M,BOZ C,et al. Status epilepticus after stroke [J]. Stroke,2001,32(5): 1169-1172.

[2] TOWFIGHI A,OVBIAGELE B,HUSSEINI N E,et al. Poststroke depression:a scientific statement for healthcare professionals from the American Heart Association/American Stroke Association [J]. Stroke,2017, 48(2):e30-e43.

[3] RIST P M,CHALMERS J,ARIMA H,et al. Baseline cognitive function,recurrent stroke,and risk of dementia in patients with stroke [J]. Stroke,2013,44(7):1790-1795.

[4] GOTTESMAN R F,HILLIS A E. Predictors and assessment of cognitive dysfunction resulting from ischemic stroke [J]. Lancet Neurol,2010,9(9):895-905.

[5] Headache Classification Committee of the International Headache Society(HIS). The international classification of headache disorders,3rd edition(beta version) [J]. Cephalalgia,2013,33(9):629-808.

[6] LUNDSTR M E,SMITS A,TERÉNT A,et al. Time-course and determinants of spasticity during the first six months following first-ever stroke [J]. J Rehabil Med,2010,42(4):296-301.

[7] KUMAR S,SELIM M H,CAPLAN L R. Medical complications after stroke [J]. Lancet Neurol,2010,9(1): 105-118.

[8] O'DONNELL M J,KAPRAL M K,FANG J,et al. Gastrointestinal bleeding after acute ischemic stroke [J]. Neurology,2008,71(9):650-655.

[9] 中华医学会神经病学分会,中华医学会神经病学分会脑血管病学组. 中国急性缺血性脑卒中诊治指南 2018 [J]. 中华神经科杂志,2018,51(9):666-682.

[10] 华医学会神经病学分会,中华医学会神经病学分会脑血管病学组. 中国重症脑血管病管理共识 2015 [J]. 中华神经科杂志,2016,49(3):192-202.

第十一章

脑血管病的影像学检查

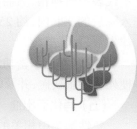

第一节　脑血管病的 CT 检查

一、常用的 CT 检查技术

1. **CT 平扫**　用于对缺血性及出血性脑梗死灶的快速识别,操作简单,检查用时短,患者易配合,是脑血管病最常用的检查方式之一。

(1) 定位:以听 - 眶上线为基线进行轴位扫描(图 11-1)。

(2) 范围:从颅底至颅顶,尽可能覆盖全脑。

(3) 层厚:5mm,连续扫描。

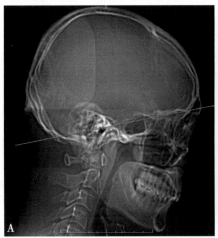
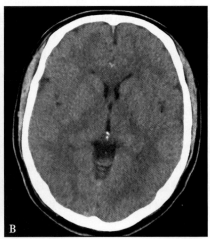

图 11-1　正常 CT 平扫图像

A. 定位图像;B. 轴位平扫基底核层面。

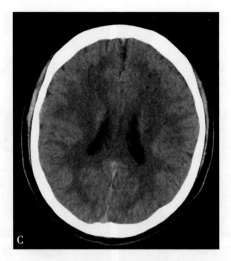

图 11-1　正常 CT 平扫图像（续）
C. 侧脑室体部层面。

2. **CT 灌注成像**（CT perfusion，CTP）　反映脑组织的微血管分布和微循环供血情况。当静脉团注对比剂后首次通过受检组织时，对感兴趣层面进行连续多次扫描。

（1）定位：与 CT 平扫相同。

（2）范围：依照 CT 设备硬件条件不同而设置。当扫描速度较慢时，可以选择典型层面，尽可能包含病变区域和至少一条较大的血管。如基底核层面及侧脑室体部层面。随着 CT 技术的不断进步，现有的 64 排以上螺旋 CT 能够进行全脑灌注扫描。目前较新的 CT 扫描仪具备 16cm 宽体探测器，在扫描床不移动的情况下，也能进行全脑灌注扫描。

（3）建议采用非离子型等渗碘对比剂：浓度为 300~320mg/dl，用量为 40~45ml，采用高压注射器，流速为 5~6ml/s。建议至少采用 20GA×1.16IN（1.1mm×30mm）规格的密闭式静脉留置针，自右侧肘正中静脉穿刺。

（4）经计算机后处理获得灌注参数图。

1）脑血流量（cerebral blood flow，CBF）：单位时间内流经一定量脑组织血管结构的血流量，表示方法为每 100g 脑组织每分钟内的脑血流量［ml/（100g·min）］（图 11-2A）。

2）脑血容量（cerebral blood volume，CBV）：存在于一定量脑组织血管结构中的血容量，表示方法为每 100g 脑组织的血流容量（ml/100g）（图 11-2B）。

3）平均通过时间（mean transit time，MTT）：血液流经脑组织毛细血管床所需要的时间，单位为秒（图 11-2C）。

4）达峰时间（time to peak，TTP）：开始注射对比剂到时间 - 密度曲线上对比剂达到峰值的时间，单位为秒（图 11-2D）。

3. **CT 血管造影**（CT angiography，CTA）　反映颅内大血管狭窄情况、一级及二级侧支循环情况。

（1）定位：与 CT 平扫相同。

（2）范围：全脑扫描。

（3）建议采用非离子型等渗碘对比剂，浓度为 350mg/dl，用量为 40~45ml，采用高压注射

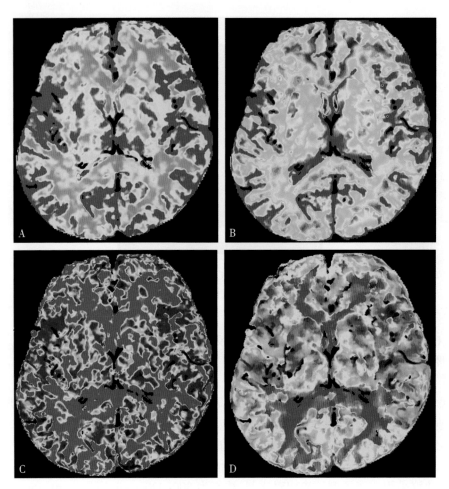

图 11-2　正常 CTP 图像
A. CBF 图像；B. CBV 图像；C. MTT 图像；D. TTP 图像。

器，流速为 5~6ml/s。建议至少采用 20GA × 1.16IN(1.1mm × 30mm)规格的密闭式静脉留置针，自右侧肘正中静脉穿刺。

（4）后处理技术包括多平面重组（multi-planar reformations，MPR）、曲面重组（curved planar reformations，CPR）、最大密度投影法（maximum intensity projection，MIP）、容积再现重组（volume rendering，VR）、表面遮盖显示技术（shaded surface display，SSD）等（图 11-3）。

4. 弓上 CTA　扫描范围包括弓上 CTA 气管分叉上 1cm 至完整的 Willi 环，观察主动脉弓、双侧锁骨下动脉、双侧颈总动脉、双侧颈内动脉颈段、双侧椎动脉狭窄情况（图 11-4）。

二、脑梗死的 CT 检查

（一）急性缺血性脑梗死

"时间就是大脑"。急性缺血性脑梗死的影像学检查原则首先强调快速，其次是在合适的时间窗内完善相应的检查，为临床治疗提供必要的信息。

CT 平扫可用于早期识别急性缺血性脑梗死，并且能够排除颅内出血，帮助鉴别非血管

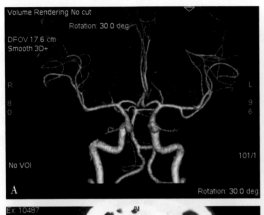
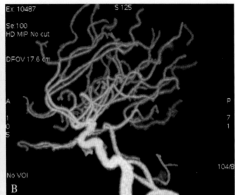
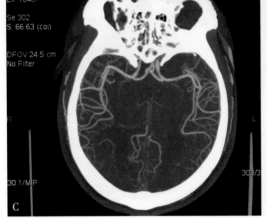

图 11-3 正常 CTA 图像
A. VR 图像；B. MIP 图像；C. SSD 图像。

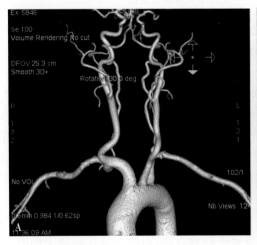
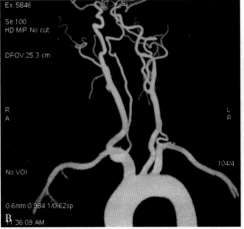

图 11-4 正常弓上 CTA 图像
A. VR 图像；B. MIP 图像。

性病变,是怀疑脑卒中患者的首选影像学检查方法。CT 平扫的常规窗宽窗位:80Hu、35Hu;窄窗窗宽窗位建议:8~20Hu、35Hu。窄窗技术能够帮助早期识别梗死灶。

CT 平扫表现包括:脑组织肿胀、灰白质消失、脑沟裂变窄或消失。当发生血管源性水肿时,脑组织密度明显减低。当病变累及脑岛、基底核,造成基底核、外囊、屏状核、最外囊及脑岛肿胀,结构模糊显示不清时,称为"岛带征阳性"。病变范围较大时,可出现占位效应(图 11-5)。大血管狭窄或闭塞,可出现血管内高密度影,CT 值约为 80Hu,或与健侧 / 正常血管 CT 值之比 >1.2。由于大脑中动脉供血区出现梗死的比例最高,因此"大脑中动脉高密度征"最为常见(图 11-6),在超急性期脑梗死中出现的概率为 35%~50%,需要与血细胞比容、部分容积效应等引起的假阳性或假阴性鉴别。

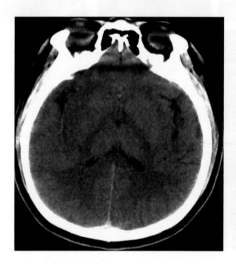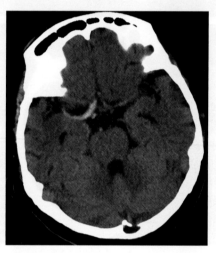

图 11-5　右侧脑岛、外囊肿胀,呈低密度,灰白质分界不清,为"岛带征阳性"　　图 11-6　右侧大脑中动脉密度增高,为"大脑中动脉高密度征"

《2018 急性缺血性卒中早期治疗指南》指出,缺乏足够的证据来证明急性 CT 的低密度严重程度或范围对阿替普酶治疗反应的相关性。急性低密度或早期缺血性改变的范围和严重程度不应作为排除治疗的标准。

缺血半暗带,即不匹配区是临床治疗中可挽救的目标脑组织。传统的模型有 MTT 或 CBF 异常区域 >CBV 或 CTA 原始图像异常区域的部分。目前有一些后处理软件,将 T_{max}>6s 区域大于 CBF<30% 区域的部分定义为缺血半暗带。指南中指出,动脉取栓患者取栓前应进行 CTA 或 MRA 检查,确定存在大动脉闭塞,但不推荐对发病 6h 内的取栓患者进行 CTP/MRP 检查,而对发病 6~24h 取栓患者推荐 CTP/MRP 检查,用于评估、筛选适合血管内机械取栓治疗的患者。

(二)脑梗死易损患者血管评估

颅颈血管评估是脑梗死患者或易损患者重要的检查方法,有助于寻找脑卒中病因及发病机制,为进一步治疗方案的选择提供依据。

CTA 可用于评估血管狭窄程度及动脉粥样硬化斑块性质。颈动脉血管狭窄评估常使用北美症状性颈动脉内膜剥脱试验(North American Symptomatic Carotid Endarterectomy Trial,NASCET)法,计算公式为狭窄率 =(1- 颈动脉最窄处直径 / 正常远侧管腔直径)× 100%。

颅内血管狭窄评估常使用华法林-阿司匹林有症状颅内动脉疾病试验（warfarin-aspirin symptomatic intracranial disease，WASID）法，计算公式与 NASCET 法相同，最窄处直径的确定标准如下：对大脑中动脉、基底动脉等，可选择动脉近端最宽、非屈曲正常段作为第一选择；如果近端病变（例如大脑中动脉起始处狭窄），可选择动脉远端最宽、平行、非屈曲正常段作为第二选择；如果颅内动脉整段病变，可选择供血动脉最远端、平行、非屈曲正常段作为第三选择。

CTA 对斑块成分的评估主要为对钙化的显示以及对斑块溃疡的显示。

三、脑出血的 CT 检查

原发性脑出血主要是指高血压性脑出血，少数为脑淀粉样变性及不明原因脑出血。高血压性脑出血的发病部位主要为基底核，其余依次为丘脑、脑干及小脑。主要原因是穿支动脉破裂。

CT 是显示脑出血最为简单便捷的方法，能准确显示出血位置、有助于测算出血量、评估占位效应、是否破入脑室或蛛网膜下腔、周围脑组织受损以及出血量动态变化。急性期血肿呈"肾形"或不规则高密度影，CT 值为 50~80HU，灶周可见水肿，血肿较大者可有占位效应；亚急性期血肿密度逐渐降低，灶周水肿由明显逐步减轻；慢性期表现为低密度（图 11-7）。

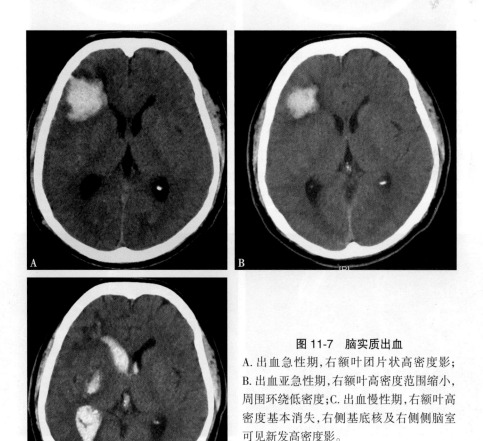

图 11-7　脑实质出血
A. 出血急性期，右额叶团片状高密度影；B. 出血亚急性期，右额叶高密度范围缩小，周围环绕低密度；C. 出血慢性期，右额叶高密度基本消失，右侧基底核及右侧侧脑室可见新发高密度影。

血肿扩大目前被定义为血肿体积相对增加≥33%,和/或绝对增加>15ml。血肿扩大(图11-8)是脑出血早期神经功能恶化、预后不良的重要且独立的危险因素,多发生在脑出血后24h内,特别是最初的6h内。对血肿扩大的预测对于临床诊治及患者预后具有重要意义。目前已经发表的预测方法包括:急性期血肿生长速度、"混杂密度征""黑洞征""岛征"、CTA原始图像"点征"。

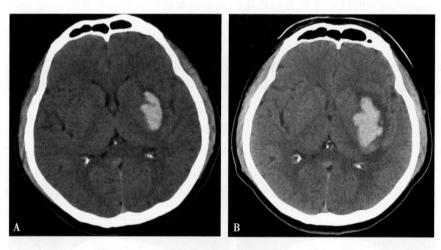

图 11-8　脑内血肿形成
A.左侧外囊团片状高密度影,其内密度不均;B.16h后复查,血肿扩大。

四、蛛网膜下腔出血的 CT 检查

怀疑蛛网膜下腔出血时,应行CT平扫检查明确诊断。表现为脑沟、裂、池高密度影,出血部位与原发病变的位置有关,当出血量较多时,能观察到"铸形"改变。除显示蛛网膜下腔出血之外,CT检查能够帮助寻找出血原因:包括动脉瘤、外伤、血管畸形等(图11-9)。

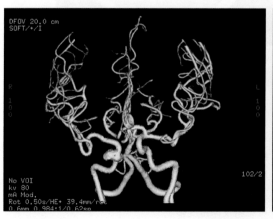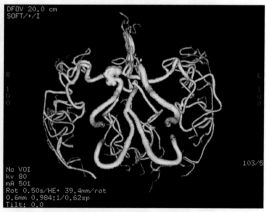

图 11-9　动脉瘤 CT 表现
颅内CTA检查不同方向显示右侧颈内动脉海绵窦段、床突段及眼段不规则扩张。

第二节　脑血管病的磁共振检查

一、常用的磁共振检查技术

1. 头部 MR 检查均为全脑扫描。T_1 加权像（T_1-weighted imaging，T_1WI）、T_2 加权像（T_2-weighted imaging，T_2WI）为基础扫描序列（图 11-10）。

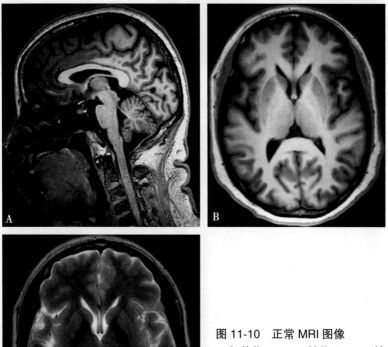

图 11-10　正常 MRI 图像
A.矢状位 T_1WI；B.轴位 T_1WI；C.轴位 T_2WI。

2. 液体衰减反转恢复序列（fluid attenuated inversion recovery，FLAIR） 抑制自由水信号，减少脑脊液信号的影响，有利于病灶的检出，帮助进行病灶性质鉴别（图 11-11）。

3. 扩散加权成像（DWI） 用来反映微观水分子扩散，在脑血管病的检查中广泛应用。不同组织或病变中的水分子，具有不同的扩散特性，这种对比为成像提供了基础。表观弥散系数（apparent diffusion coefficient，ADC）用于描述 DWI 中不同方向的水分子扩散运动速度，目前 DWI 常用的 b 值约为 1 000s/m² （图 11-12）。

4. 磁共振灌注加权成像（magnetic resonance perfusion-weighted imaging，MR PWI） 是一种基于 MR 的评估脑组织微循环的成像方式。根据成像原理分为两种：①使用外源性

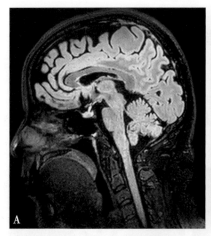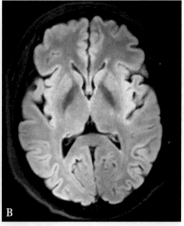

图 11-11　正常 MRI 图像

A. 矢状位 FLAIR；B. 轴位 FLAIR。

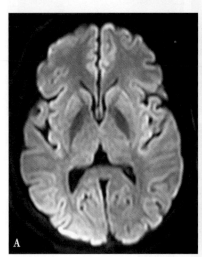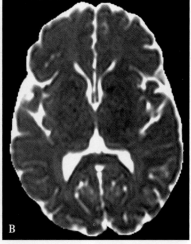

图 11-12　正常 MRI 图像

A. DWI（b=1 000s/m^2）；B. ADC。

示踪剂的动态磁敏感对比增强（dynamic susceptibility contrast，DSC）灌注成像；②使用内源性示踪剂的动脉自旋标记（arerial spin labeling，ASL）灌注成像。DSC 常用的参数与 CTP 一致，包括 CBF、CBV、MTT、TTP。ASL 利用脉冲序列对标记层面动脉血液中的质子进行标记，标记后的质子流入成像层面内的脑组织，导致组织的磁化矢量发生改变，且此改变与血流灌注量成正比。由于此检查完全无创，已基本替代 DSC，在临床广泛应用。理论上 ASL 可得到三个后处理参数，CBF、CBV 及 MTT。近年来，计算 CBF 的准确性不断提高，因此临床上常使用 CBF（图 11-13）。

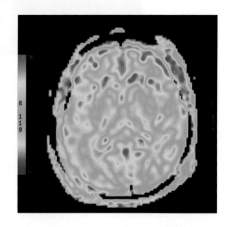

图 11-13　正常 ASL 图像

5. 磁共振血管造影(magnetic resonance angiography,MRA) 反映血管狭窄情况,在临床广泛使用。常用的技术包括:时间飞跃法 MRA(time of flight MRA,TOF MRA)、相位对比MRA(phase contrast MRA,PC MRA)。对比增强 MRA 引入外源性对比剂,对血管显示更为可靠(图 11-14)。

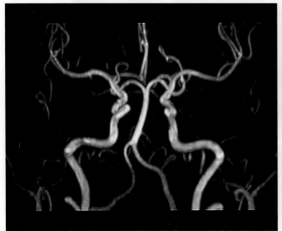
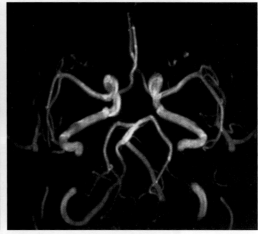

图 11-14　正常 MRA 图像

6. 磁共振梯度回波 T_2^* 加权成像(gradient-echo T_2^* weighted imaging,GRE-T_2^*)与磁敏感加权成像(susceptibility weighted imaging,SWI)均为梯度回波成像,后者是在前者的基础上,获得的分辨率较高的三维图像,用于反应顺磁性物质,如出血、静脉血等(图 11-15)。

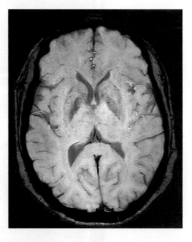

图 11-15　正常 SWI 图像

二、脑梗死的磁共振检查

不同时期脑梗死患者 MR 检查影像表现见表 11-1 及图 11-16~ 图 11-18。

表 11-1　不同时期脑梗死患者 MR 检查影像表现

脑梗死分期	DWI	ADC	T_1WI	T_2WI
超急性期	高信号	低信号	等信号	等信号
急性期	高信号	低信号	低信号	高信号
亚急性期	高信号(降低)	低信号(升高)	低信号	高信号
慢性期	信号逐渐减低	高信号	低信号	高信号

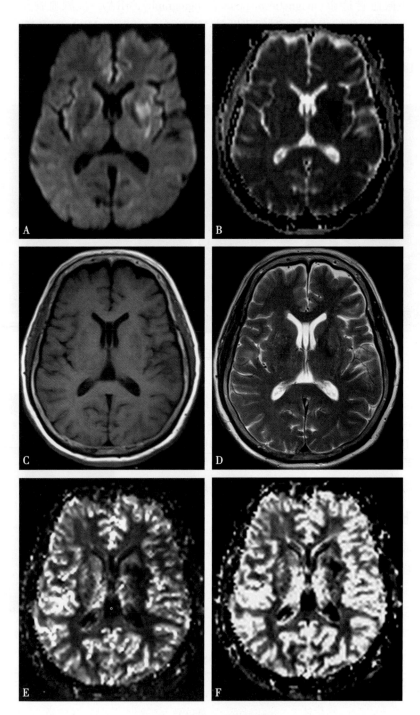

图 11-16　超急性期脑梗死

A. DWI（b=1 000s/m²）示左侧基底核呈高信号；B. 相应区域于 ADC 呈低信号；
C、D. T₁WI 及 T₂WI 未见明显异常信号；MRP 示左侧大脑中动脉供血区见低灌
注区；E、F. CBF 及 CBV 呈低信号。

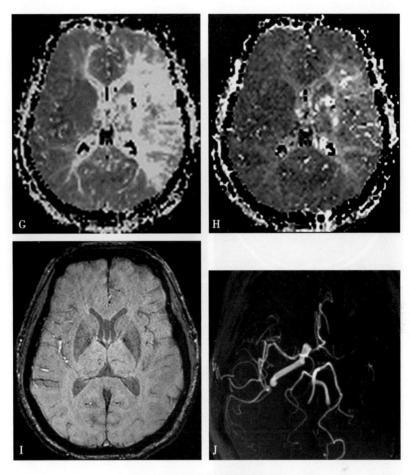

图 11-16 超急性期脑梗死（续）

G、H. MTT 及 TTP 呈高信号；I. SWI 示脑内未见异常信号；J. MRA 示左侧颈内动脉及大脑中动脉闭塞。

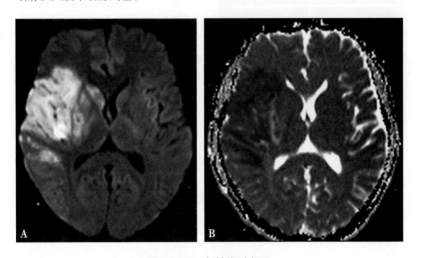

图 11-17 急性期脑梗死

A. DWI（b=1 000s/m²）示右侧额叶、颞叶、脑岛、基底核大脑中动脉供血区呈高信号；B. 相应区域于 ADC 呈低信号。

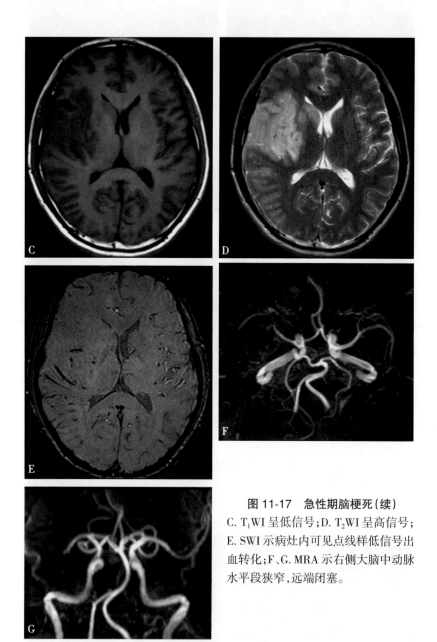

图 11-17 急性期脑梗死（续）
C. T_1WI 呈低信号；D. T_2WI 呈高信号；
E. SWI 示病灶内可见点线样低信号出
血转化；F、G. MRA 示右侧大脑中动脉
水平段狭窄，远端闭塞。

GRE-T_2* 或 SWI 序列可发现磁敏感突出征或磁敏感血管征，微出血以及缺血性脑梗死出血转化，可用于发病 6~24h 拟行动脉取栓的患者，不推荐发病 6h 内的患者使用。

磁敏感突出征或磁敏感血管征，即急性缺血性脑卒中患者在大脑中动脉走行范围内略超过动脉直径的低信号影，提示血管内血栓形成。

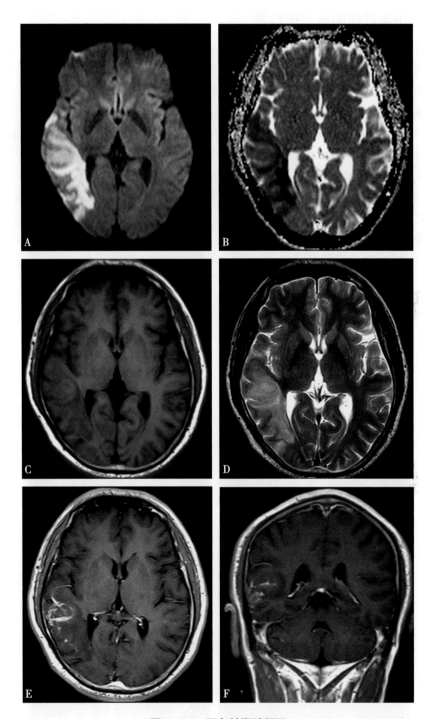

图 11-18　亚急性期脑梗死

A. DWI（b=1 000s/m²）示右侧颞叶可见大片状不均匀等高信号；B. 相应区域于 ADC 呈等低信号；C. T₁WI 呈低信号；D. T₂WI 呈高信号；E、F. 轴位增强扫描及冠状位增强扫描示病灶边缘"脑回样"强化。

三、脑小血管病的磁共振检查

脑小血管病是指不同原因导致脑内终末小动脉、微动脉、毛细血管、微静脉及终末小静脉的一系列病变。主要的影像表现包括新发小的皮质下梗死、腔隙、白质高信号、血管周围间隙及微出血。MRI 是目前主要的检测手段。

1. 新发小的皮质下梗死　显示穿支动脉供血区的新发腔隙性梗死，引起相关的临床症状，直径多为 20mm 以下。病变于 DWI 呈高信号，可表现为 T_1WI 低信号，T_2WI 高信号影，于 FLAIR 呈高信号（图 11-19）。纹状体内囊部位常出现范围较大的梗死，多为大脑中动脉主干的动脉粥样硬化斑块阻塞多支深穿支的开口，或仅阻塞几支深穿支开口，但这几支深穿支起始时共干，继而发出多支分支，上述两种情况为大动脉粥样硬化病因下的一种发病机制，因此不归为此类。

2. 腔隙　陈旧的穿支动脉供血区病变，与皮层下梗死或出血相关。表现为脑脊液信号，FLAIR 可表现为病灶边缘稍高信号、低信号或等信号（图 11-20）。

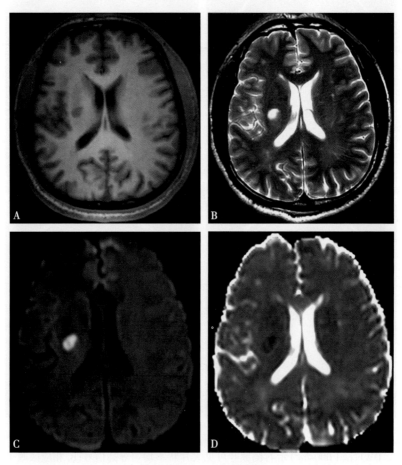

图 11-19　急性小梗死灶

A. 右侧基底核斑片状 T_1WI 低信号；B. T_2WI 高信号；C. DWI 高信号影；D. ADC 低信号影，边界尚清。

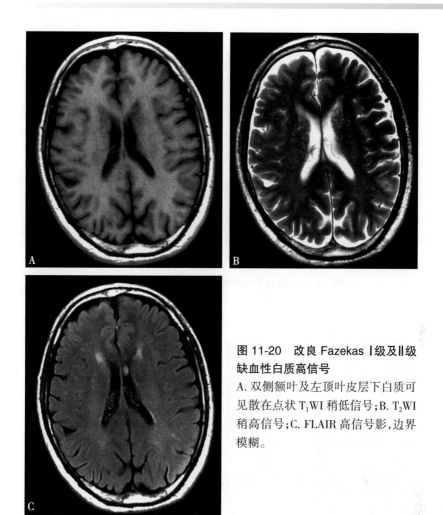

图 11-20 改良 Fazekas Ⅰ级及Ⅱ级缺血性白质高信号

A. 双侧额叶及左顶叶皮层下白质可见散在点状 T_1WI 稍低信号；B. T_2WI 稍高信号；C. FLAIR 高信号影，边界模糊。

3. **白质高信号** 可能为血管起源的脑白质异常信号，范围包括侧脑室旁、侧脑室周围、深部白质以及皮层下白质。病变呈 T_1WI 等信号或低信号，T_2WI 高信号，FLAIR 呈高信号。首都医科大学附属北京天坛医院目前使用的是改良 Fazekas 评分标准（图 11-20、图 11-21）。

4. **血管周围间隙** 包绕血管、沿血管走行的间隙。其内充满组织间液，与蛛网膜下腔不相通。信号与脑脊液相同，呈 T_1WI 低信号，T_2WI 高信号，FLAIR 低信号。依据与血管走行关系可呈线样、圆形或卵圆形等（图 11-22）。多见于基底核下 1/3 及前联合周围、其次为中脑、皮层下白质。病理性血管周围间隙扩大常见于基底核上 2/3 区域。注意病变部分、数目及大小。

5. **微出血** 微出血的定义为 $GRE\text{-}T_2^*$ 或 SWI 显示为圆形或卵圆形的均质低信号影，位于非血管走行区，边界清晰，直径不超过 10mm。于 T_1WI 及 T_2WI 序列未显示高信号。排除铁或钙沉积、外伤性弥漫性轴索损伤等（图 11-23）。注意病变的数目及位置分布。

6. **脑萎缩** 由脑小血管病引起的脑体积减少，不包括脑梗死导致的局部体积减小（图 11-24）。

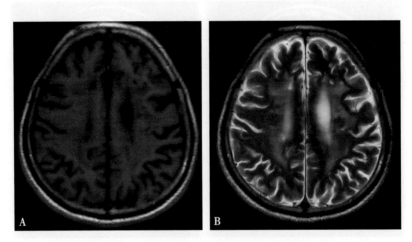

图 11-21 改良 Fazekas Ⅲ级缺血性白质高信号

A. 双侧放射冠可见斑片状 T_1WI 稍低信号;B. T_2WI 高信号,边界模糊。

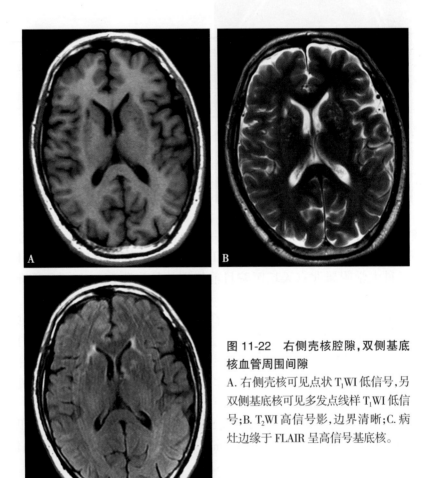

图 11-22 右侧壳核腔隙,双侧基底核血管周围间隙

A. 右侧壳核可见点状 T_1WI 低信号,另双侧基底核可见多发点线样 T_1WI 低信号;B. T_2WI 高信号影,边界清晰;C. 病灶边缘于 FLAIR 呈高信号基底核。

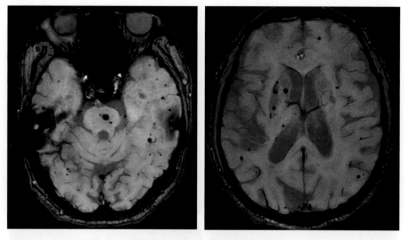

图 11-23　脑微出血

SWI 示脑内多发类圆形大小不等的低信号影。

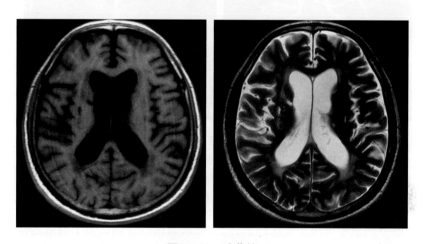

图 11-24　脑萎缩

T_1WI、T_2WI 示双侧侧脑室扩大,脑沟增宽,双侧大脑半球广泛脑灰质及白质体积减小。

四、静脉窦血栓形成的磁共振检查

静脉窦血栓形成表现为 MR 上静脉窦流空信号消失,代之以血栓信号,不同时期的血栓信号不同,增强扫描表现为"空三角征",为血栓所致的充盈缺损。除直接改变外,静脉窦血栓可见诸多继发病理改变。当静脉回流受阻时,压力升高,汇入静脉窦的邻近小静脉扩张,脑组织肿胀,继而脑室扩大,代偿性参与调节颅内压。颅内压进一步升高时,最终导致小静脉破裂,脑出血形成。相应的 MRI 可表现为:脑组织肿胀,脑沟变窄;增强扫描可见多发扩张的小静脉;脑室扩大;脑实质内出血(图 11-25)。

五、颅颈动脉高分辨磁共振成像评估

高分辨磁共振成像为黑血成像,不仅能够显示管腔,也能够清晰显示血管壁信息。扫描序列包括 T_1WI、T_2WI、重 T_1WI 以及增强 T_1WI。经过高分辨 MRI 与颈斑块组织病理学对照

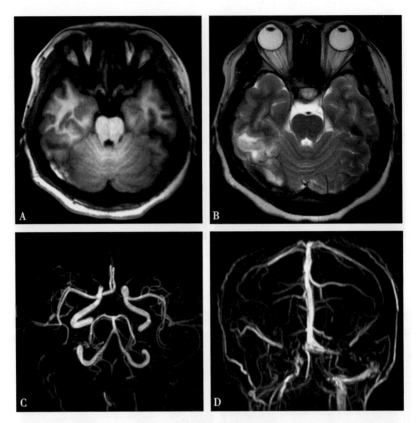

图 11-25 静脉窦血栓形成

A. T_1WI 示右侧横窦正常流空影消失,可见等高混杂信号影;B. T_2WI 呈低信号,
右枕叶可见片状不规则 T_1WI 等低信号、T_2WI 等高信号;C. MRA 未见明显异常;
D. MRV 示右侧横窦、乙状窦及颈内静脉未见显示。

分析,MRI 能够准确显示斑块主要病理成分,为斑块易损性评估提供了有效的检查手段。颅内斑块尚无病理学分析,颅内动脉粥样硬化斑块的评估标准目前依据颈动脉 MRI 表现。

动脉粥样硬化斑块可为偏心性或同心性、局限性或弥漫性,形态多样。颈动脉易损特征主要包括斑块内大的脂质坏死核伴薄或不完整的纤维帽(lipid necrotic core,LNRC)、斑块内出血(intraplaque hemorrhage,IPH)以及管腔表面破裂(disrupted luminal surface,DLS)(图 11-26)。目前已知的颅内斑块(图 11-27)易损特征包括 IPH、斑块位置累及穿支开口以及斑块强化。

不同斑块成分 MRI 表现见表 11-2。

表 11-2 不同斑块成分 MRI 表现

斑块成分	TOF	3D-T_1WI	3D-T_2WI	3D- 重 T_1WI	增强后 3D T_1WI
脂质坏死核	低信号	等 / 高信号	低信号	等信号	低信号
斑块内出血	高信号	等 / 高信号	不确定	高信号	可有强化
钙化	低信号	低信号	低信号	低信号	低信号

注:重 T_1WI 序列各家公司不同,主要有磁化强度预备梯度回波序列, (magnetization prepared rapid acquisition gradient echo sequences,MPRAGE)、相位对比反转恢复序列(phase sensitive inversion recovery,PSIR)、同步非对比剂血管成像和斑块内出血成像(simultaneous noncontrast angiography and intra-plaque hemorrhage,SNAP)序列。

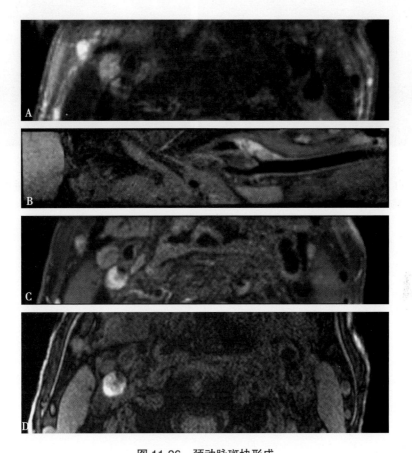

图 11-26 颈动脉斑块形成

A、B. 右侧颈总动脉末段 - 颈内动脉近段可见斑块形成,其内可见高信号;
C. 于 T_2WI 呈高信号;D. 于 MPRAGE 呈不均匀高信号。

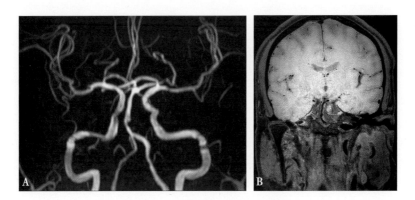

图 11-27 基底动脉斑块形成

A. TOF MRA 示基底动脉近段管腔局限性狭窄;B. T_1WI 示基底动脉可见偏心
性斑块。

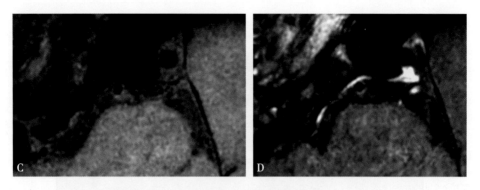

图 11-27 基底动脉斑块形成(续)

C. T₁WI 示基底动脉可见偏心性斑块;D. 于 T₁WI 增强序列呈中度强化(C、D 层面垂直于左侧椎动脉)。

(刘亚欧 沈 宓)

第十二章

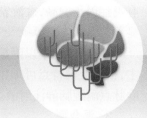

脑卒中的中西医结合治疗

第一节　中西医结合治疗

　　严格地讲,各类原因导致的突发脑功能障碍均属脑卒中范畴,但近年来脑卒中一般特指脑血管病或为脑血管病的代名词。

　　现代医学治疗脑血管病用药有明确的目的和靶点,如对因、对症、抗凝、降纤、降脂、抗自由基、抗血小板及溶栓等。中医认为任何疾病都存在寒、热、虚、实之别,脑卒中也不例外。中药则存在寒、热、温、凉的属性特点,中医治疗疾病多遵从整体观念、辨证论治原则,根据证候特点本着热者寒之、寒者热之、虚者补之、实者泻之的原则,处方用药,目的是调整机体阴阳使之达到新的平衡,从而使患者整体得到好转。而中西医结合则是中西医的诊疗优势互补,根据疾病的时代特点和临床表现先从现代医学角度明确诊断,再结合患者的体质特点,将中医的证候学与现代病理生理学结合,从而作出综合诊断(如脑梗死、痰热证),根据综合诊断选择适宜的中西药物,用药既注重疾病的证候特点又有用药靶点。

一、缺血性脑卒中的分型及用药

(一) 短暂脑缺血发作

　　短暂脑缺血发作多是由于在具有脑血管病危险因素的基础上,在某种诱因影响下导致了脑血管狭窄或血液流变学异常,使脑部缺血而出现各种短暂的神经功能缺损所表现出的相应症状。

　　从中西医结合的角度看,短暂脑缺血发作临床多表现为三型,即痰阻血瘀型、气郁化火型及混合型。

1. 痰阻血瘀型

　　【临床特点】患者平素体质多虚,口中黏腻,手足不温,大便软或黏;血清学检测多有血糖、血脂偏高,血液表观黏度偏高;血管超声或影像学检查多以内中膜增厚为主,斑块少见。

【临床用药】以溶栓、降糖、降脂西药为基础,根据证候特点可加用中成药龙心素胶囊(鲜地龙提取物);体征未恢复者可静脉点滴银杏叶制剂。

2. 气郁化火型

【临床特点】患者平素多情绪不良,心烦口渴,失眠多梦,大便干或不爽;血清学检测多有炎症因子偏高,血液表观黏度偏高;血管超声或影像学检查多以斑块为主,内、中膜增厚不显著。

【临床用药】以降糖、降脂西药为基础,中成药以大黄䗪虫丸(大便干结者更加适合)为主,根据证候特点可加用松龄血脉康胶囊、丹栀逍遥散或豨红通络口服液;体征未恢复者可静脉点滴醒脑静注射液。

3. 混合型

【临床特点】患者平素多有上述两型不同程度的临床表现,血管超声或影像学检查可见血管内膜、中膜增厚伴多发斑块。

【临床用药】根据临床特点和血管超声或影像学特点,从上述两型用药中合理选择适宜的药物口服或静脉点滴。

(二)脑梗死

分期与分型:按病理和临床表现分型可分为急性损伤期、损伤和修复并存期、神经修复期,其中前两期多处于急性期,可选用马来酸桂哌齐特注射液,后者多为恢复期,可选用丁苯酞软胶囊或注射液、银杏蜜环口服溶液、二维三七桂利嗪胶囊、氢溴酸樟柳碱注射液、复方脑肽节苷脂注射液、复方曲肽注射液、依达拉奉注射液治疗。急性损伤期、损伤和修复并存期根据患者证候特点,多可分为痰热证、痰湿证、气虚证、阴虚证,根据分期、分型对症处理。损伤和修复并存期可用注射用血塞通,神经修复期可用血栓通胶囊序贯治疗。因血瘀贯穿各型的始终是共性,故不单独列为一型,临床治疗以降糖、降脂、抗血小板聚集西药为基础,根据症状特点,可加用血塞通软胶囊(每粒含三七总皂苷 100mg)。

1. 脑梗死急性期分型

(1)痰热型

【临床特点】除责任病灶所导致的神经系统症状、体征外,具有面红、口臭、手足温、口渴喜饮、大便干而臭、舌苔黄厚,舌体暗红,血清学检查可见炎症指标、纤维蛋白原(fibrinogen,FIB)、血小板聚集率(platelet aggregation rate,PAgT)等的升高。

【临床用药】中成药可选用脉血康胶囊,根据病情加用安宫牛黄丸,1 丸 / 次,1~2次 /d(不可久用);注射剂可选用银杏内酯注射液、杏芎氯化钠注射液,或与改善血液循环的化学药品共用;相关口服化学药品亦可同用。

(2)痰湿型

【临床特点】除责任病灶所导致的神经系统症状、体征外,兼有表情淡漠或寡言少语,头昏头重,口中黏腻,渴不欲饮,四肢不温,纳呆便溏,苔白润,舌体暗淡而胖大,部分患者可兼有胸闷气短、乏力等。血清学检查可见 Fib、PAgT 等升高而炎症因子升高不明显。

【临床用药】中成药可选用脑心清片、脑栓通胶囊;注射剂可选银杏内酯注射液,或与改善血液循环的化学药品注射剂谷红注射液等共用;相关口服化学药品亦可同用。

(3)气虚型

【临床特点】除责任病灶所导致的神经系统症状、体征外,兼有面色少华,乏力怕冷,口不渴或渴不欲饮,四肢不温,双足掌心发黄,大便软或不爽,舌苔白,舌体淡。血清学检查可有叶酸、维生素 B_{12} 降低,Fib、PAgT 及炎症因子升高不明显。

【临床用药】中成药可选用消栓肠溶胶囊、脑心通胶囊、脉络通胶囊或颗粒;注射剂可选用银杏二萜内酯葡胺注射液、参芎葡萄糖注射液,或与改善血液循环的静脉点滴的化学药品共用;相关口服化学药品亦可用。

(4) 阴虚型

【临床特点】除责任病灶所导致的神经系统症状、体征外,兼见两颧潮红,手足心热,心烦口渴,大便先干后软,舌苔薄少或部分剥脱,舌体瘦。血清学检查可有血液表观黏度或炎症因子偏高。

【临床用药】中成药可选用养血清脑颗粒或脉血康胶囊;注射剂可选用丹参注射液或丹红注射液,或选其一与改善血液循环的静脉点滴的化学药品共用;相关口服化学药品可同用。

2. 脑梗死恢复期分型

(1) 脾肾两虚型

【临床特点】除责任病灶所导致的神经系统症状、体征外,兼见面色无华或萎黄,喜暖怕冷,乏力气短,易出虚汗,食欲缺乏,手足不温,大便软或腹泻,小便费力或余沥不尽,舌苔白润略厚,舌体暗淡而胖,脉象沉弱。

【临床用药】中成药可选用华佗再造丸、银杏叶滴丸、蒲参胶囊等;注射剂可选用川芎嗪注射液,或与改善血液循环的静脉点滴的化学药品共用;相关口服化学药品可同用。

(2) 肾精亏损型

【临床特点】除责任病灶所导致的神经系统症状、体征外,兼见面色潮红,心烦易怒,失眠多梦,口干喜饮,腰膝酸软,手足心热,大便干,小便黄,舌苔薄黄白或部分剥脱,舌体瘦薄,舌尖红,脉沉细。

【临床用药】中成药可选用灯银脑通胶囊、地黄丸类加养血荣筋丸,或加柏子养心丸;注射剂可选用丹参注射液,或与改善血液循环的静脉点滴的化学药品共用;相关口服化学药品可同用。

二、出血性脑卒中的分型及用药

出血性脑卒中的种类很多,由于原因不一而处理也有差异,临床多用西药对症处理,中药治疗则分别为活血化瘀、凉血散血、益气固摄、活血止血法加清热通腑中药。因高血压性脑出血几乎占到所有脑出血的50%,故仅以此为例进行论述。

对于出血性脑卒中的认识,据中医理论可分为热迫血行和气不摄血,致血溢脉外。在治疗上,清代唐容川《血证论》有"瘀血不去,新血不生"的记载和血不利则为水的论述,故中医多在整体观念、辨证论治原则的指导下,并结合上述理论根据证候特点处方用药,因辨证分型过细且不具备相关标准而重复性较差。

现代医学保守治疗多为脱水及对症用药,对于大量脑出血则可立体定向吸除血肿,有脑疝迹象者可去骨瓣减压,同时用药对症处理。一项荟萃分析显示,手术治疗与保守治疗远期疗效相比无明显差异。

中西医结合医学则在中西医双重理论指导下提倡脑出血应早期即活血化瘀治疗(用药

时间窗以 24~48h 为宜），但应结合患者证候特点和现代病理生理学，分别加用相关中西药进行调理。

根据中医八纲辨证阴阳为总纲理论，中西结合治疗高血压性脑出血可简化分为阴类证和阳类证，确因临床存在似热非热证候，故将阴类证和阳类证变通为热证和非热证，此分型方法具有可操作性，易于被广大中、西医同道重复验证，且被王新志等主编、王永炎院士主审的《中风脑病诊疗全书》所收录。

1. 脑出血热证型

【临床特点】除责任病灶所导致的局部神经系统症状、体征外，另具有面红、口臭、腹胀、渴喜冷饮，大便干而臭、舌苔黄厚或黄腻，舌体暗红。

【临床用药】可用醒脑静注射液静脉点滴，病情较轻者口服牛黄清心丸或安脑丸，较重者口服或鼻饲安宫牛黄丸，每次 1 丸，1~2 次 /d，同时配合适当的脱水西药及对症药，采取相应措施保持大便通畅。

2. 脑出血非热证型

【临床特点】除责任病灶所导致的局部神经系统症状、体征外，无明显的寒、热证临床证候特点。

【临床用药】可选中药脑血疏口服液，同时配合适当的脱水西药及对症药。

（高　利）

参 考 文 献

[1] 王永炎,张伯礼.中医脑病学[M].北京:人民卫生出版社,2007:106-137.
[2] 高利,李宁,魏翠柏,等.辨病与辨证相结合治疗急性缺血性中风[J].中国中西医结合急救杂志,2006,13(1):32-34.
[3] 黄礼媛,韩培海,高利.高利教授中西医结合治疗脑卒中思路感悟[J].中西医结合心脑血管病杂志,2013,11(8):1012-1014.
[4] 孟湧生,高利.高利教授中风急性期通下法经验[J].中国中医急症杂志,2015,24(10):1766-1767.
[5] 高利,姜树军,牛俊英.高血压脑出血的临床研究进展[J].中西医结合心脑血管病杂志,2013,11(8):977-979.
[6] 赵芳芳,徐敏,王平平,等.高血压性脑出血的中西医治疗[J].中国中医急症,2013,22(4):600-601,616.

第二节　中医中药治疗

脑中风病是中医学对脑卒中的统称，是在气血两虚、内伤积损的基础上，因情志失调、劳倦内伤、嗜食厚味，烟酒过度或外邪侵袭等诱因，引起人体阴阳失调、气血逆乱、蒙蔽神明，导致猝然昏仆、不省人事，或不经昏仆，表现为半身不遂、手足麻木、口舌歪斜、言语謇涩或不语等为主症的病证。历代医家分别从虚邪、风邪、火邪、痰湿、瘀血、气血亏虚等病理要素论述。病性为本虚标实、上盛下虚。病位在脑，与心、肾、肝、脾密切相关。病机为阴阳失调、脏腑气偏、气血逆乱、横窜经脉、神窍闭阻或络破血溢于脑脉之外。病类分为中络、中经和中脏、中腑。中经络者意识清楚、口眼歪斜、肌肤不仁，邪在络；左右不遂，筋骨不用，邪在经，多见于缺血性中风。中脏腑者意识不清；昏不识人，便溺阻隔，邪在腑；神昏不语，唇缓涎出，邪在脏，多为出血性中风。证候分为风证、火热证、痰证、血瘀证、气血虚证和阴虚证。瘀证贯穿脑中风病发生发展的始终。急性期多以风、火、痰、瘀为主,治疗以平肝息风、祛风开窍、活血化瘀、疏通经脉、涤痰和络、通腑泄浊等法。恢复期和后遗症期则在急性期基础上演变为气血虚、阴虚兼有痰、瘀等,扶正为主,滋养肝肾、益气养血兼以豁痰开窍、活血化瘀。

在脑中风病的防治过程中,应体现"未病先防、既病防变、已病防发"的序贯治疗思路。当中老年人群出现突发性的肢体麻木、头痛头晕、耳鸣、言语不畅、视物改变,肌肉瞤动,一过性晕厥等症状时,考虑为缺血性中风先兆(相当于西医的短暂性脑缺血发作),应积极进行干预治疗,同时结合饮食、运动和情志调节,调理机体状态,平衡人体阴阳,防止脑中风病的发生和发展。

一、中风先兆的分型治疗

(一)肝阳上亢证

【症状】一过性黑矇;阵发性眩晕、头重、耳鸣、偏身麻木;短暂性言语謇涩、失忆;面红头胀、目赤口苦、烦躁易怒;舌质红,苔薄黄或黄干。

【病机】肝风内动,阴虚化热,风热扰窍。

【治法】镇肝熄风、滋阴潜阳。

【代表方药】镇肝熄风汤随证加减:怀牛膝、生赭石、生龙骨、生牡蛎、生龟板、芍药、玄参、天冬、川楝子、生麦芽。

(二)虚瘀夹杂证

【症状】一过性黑矇、偏身瘫软;阵发性眩晕、头重、耳鸣、流涎、偏身麻木;短暂性言语謇涩、失忆;或伴有少气懒言、面色苍白、多汗、舌淡嫩苔薄、脉弱无力;或伴食欲减少、腹胀、便溏、舌暗苔薄白腻、舌边齿痕、脉缓或弱;或伴有腰膝酸软、耳鸣乏力、遗尿、舌暗红苔少或剥脱、脉沉迟等。

【病机】气血虚,或伴有脾胃虚弱,或伴有肾虚,气血不畅,阴阳失调,淤血阻络。

【治法】活血化瘀,或补气养心,或理气健脾,或滋阴补肾等。

【代表方药】血府逐瘀汤随证加减:当归、生地、桃仁、红花、川芎、赤芍、枳壳、柴胡、桔梗、牛膝、甘草;另外根据辨证给予黄芪、党参、白术、酸枣仁、柏子仁、远志、茯苓、半夏、竹茹、山楂、地黄、山茱萸、山药等。

二、缺血性脑中风病的分型治疗

(一)肝阳暴亢,风火上扰证

【症状】半身不遂,口舌歪斜,舌强语謇或不语,偏身麻木,眩晕头痛,面红目赤,口燥咽干,心烦易怒,尿赤便干,甚者病势突变,神识昏迷,颈项强直,呼吸气粗,舌质红或红绛,舌苔薄黄或黄糙干,脉弦有力或弦数。

【病机】肝郁化火,阳亢动风,风火相煽,冲犯清窍。

【治法】平肝潜阳,清热息风。

【代表方药】天麻钩藤汤随症加减:天麻,钩藤(后下)、生石决明(先煎)、川牛膝、黄芩、山栀、夏枯草等。

(二)痰热腑实,风痰上扰证

【症状】半身不遂,口舌歪斜,舌强语謇或不语,偏身麻木,头晕目眩,面赤身热,气粗口臭,躁扰不宁,咳嗽或痰多,腹胀便干便秘,舌质暗红,苔黄或黄腻,脉弦滑或偏瘫侧弦滑而大。

【病机】滞于中焦,腑气不通,热痰内生,夹风邪上扰清窍,痹阻脑络。

【治法】通腑化痰,息风通络。

【代表方药】星蒌承气汤随症加减:胆南星、全瓜蒌、生大黄(后下)、芒硝(冲服)等。

(三)气虚血滞,脉络瘀阻证

【症状】半身不遂,口舌歪斜,舌强语謇或不语,偏身麻木,面色无华,气短乏力,口流涎,自汗出,心悸便溏,手足肿胀,舌质暗淡,舌苔薄白或白腻,脉沉细、细缓、细弦或无力。多数病程已至恢复期或后遗症期。

【病机】正气不足,血行不畅,瘀滞脑络。

【治法】益气活血,通经和络。

【代表方药】补阳还五汤随症加减:生黄芪、当归、桃仁、红花、赤芍、川芎、地龙等。

(四)肝肾阴虚、虚风内动证

【症状】半身不遂,口舌歪斜,舌强语謇或不语,偏身麻木,眩晕耳鸣,手足心热,腰膝酸软,夜尿频多,患侧僵硬拘挛或麻木无力,多梦健忘,舌质红或紫红,少苔或无苔,脉细弦数或虚弦。多数病程已至恢复期或后遗症期。

【病机】肝肾阴虚,阴不制阳,内风煽动,气血逆乱,上犯虚损之脑脉。

【治法】滋阴潜阳、息风通络。

【代表方药】育阴通络汤随症加减:生地,山萸肉,钩藤(后下),天麻、丹参、白芍等。

(五)痰湿内蕴、蒙塞心神证

【症状】半身不遂,口舌歪斜,舌强语謇或不语,感觉减退或消失,神识昏蒙、痰鸣漉漉,面苍唇暗、静卧不烦、二便自遗、周身湿冷、舌质紫暗,苔白腻,脉沉滑缓。

【治法】温阳化浊,醒神开窍。

【代表方药】涤痰汤随症加减:茯苓、人参、甘草、陈皮、胆南星、半夏、竹茹、枳实、菖蒲等。

三、出血性脑中风病的分型治疗

(一)风火上扰证

【症状】半身不遂,口舌歪斜,舌强语謇或不语,感觉减退或消失,病势突变,神识昏迷,颈项强急,呼吸气粗,便干便秘,尿短赤,舌质红绛,舌苔黄腻而干,脉弦数。

【治法】镇肝息风、滋阴潜阳。

【代表方药】镇肝熄风汤随症加减:怀牛膝、生赭石、生龙骨、生牡蛎、生龟板、芍药、玄参、天冬、川楝子、生麦芽、茵陈等。

(二)风痰瘀阻证

【症状】半身不遂,口舌歪斜,言语謇涩或不语,感觉减退或消失,头晕目眩,痰多而黏,舌质暗淡,舌苔薄白或白腻,脉弦滑。

【治法】熄风化痰、通络止痉。

【代表方药】牵正散合导痰汤随症加减:钩藤、全蝎、白僵蚕、制白附子、胆南星、竹沥、半夏、地龙等。

（三）痰热腑实证

【症状】半身不遂，口舌歪斜，言语謇涩或不语，感觉减退或消失，腹胀，便干便秘，头晕目眩，咳痰或痰多，舌质暗红，苔黄腻，脉弦滑。

【治法】通腑化痰、息风通络。

【代表方药】星蒌承气汤随症加减：胆南星、全瓜蒌、生大黄（后下）、芒硝（冲服）等。

（四）气虚血瘀证

【症状】半身不遂，口舌歪斜，言语謇涩或不语，感觉减退或消失，气短乏力，自汗出，舌质暗淡或有齿痕，舌苔白腻，脉弦细。

【治法】益气活血，化瘀通络。

【代表方药】补阳还五汤随症加减：生黄芪、当归、桃仁、红花、赤芍、川芎、地龙等。重症者参附汤随症加减。

（五）阴虚风动证

【症状】半身不遂，口舌歪斜，言语謇涩或不语，感觉减退或消失，咽干舌燥，眩晕耳鸣，手足心热，舌质红瘦，少苔或无苔，脉细弦数。

【治法】滋阴潜阳、息风通络。

【代表方药】杞菊地黄丸随症加减：枸杞子、菊花、熟地、酒萸肉、牡丹皮、山药、茯苓、泽泻等。

四、中医适宜技术的应用

（一）艾灸疗法

主要用于脑卒中先兆症状的缓解，预防脑中风的发生和脑中风后再复发。以扶正、宁神止眩、活血化瘀、祛痰为主。

晕眩：取神阙、印堂、丰隆、足三里等。

预防脑中风后再复发：取百会、风池、足三里。

（二）针灸疗法

用于脑中风病的各期。中脏腑多是急性期，以镇静、醒脑开窍为主。闭证：针人中、涌泉、太冲；痰多加丰隆。脱证：灸关元、气海。中经络多为恢复期和后遗症期，以醒脑开窍、调和气血、补益肝肾、解毒通络、活血化瘀、改善全身症状、恢复肢体功能为主。

主穴：内关、水沟、三阴交、百会、风池、印堂。

辅穴：极泉、委中、尺泽。

配穴：头痛头晕加头维、太阳。健忘反应迟滞加神门、四神聪。语言謇涩加廉泉、哑门、通里。吞咽困难加风池、完骨、天柱。舌强加金津、玉液。饮水呛咳加翳风、廉泉、完骨。手指握固加合谷、曲池。腕关节不利者加后溪透劳宫。足内翻加丘墟、照海。上肢瘫痪取肩髃、外关、谷谷、曲池透少海。下肢瘫痪取环跳、足三里、风市、解溪、昆仑、阳陵泉透阴陵泉。

口眼歪斜者主穴颊车透地仓、阳白，配穴合谷、足三里。共济失调取风府、哑门、颈椎夹脊穴。癫痫取人中、大陵、鸠尾、内关、风池，牙关紧闭者加颊车、地仓。

失眠取上星、百会、四神聪、三阴交、神门。中风后情志不畅取内关、水沟、百会、印堂、三阴交。

尿潴留取中极、曲骨、关元、三阴交，配合艾灸、按摩或热敷。便秘者取丰隆、支沟，热秘加内庭、天枢;气秘加中脘、太冲;虚秘加足三里。

方法:针灸或针灸加电针刺激,1 次 /d。

(三) 推拿疗法

主要用于治疗脑中风病恢复期半身不遂、肢体挛缩等。促进气血运行,活血通络,柔筋止痉。

常用穴位:风池、肩髃、天井、手三里、合谷、环跳、阳陵泉、委中、承山等。

方法:推、拿、按、擦、捻、搓,1 次 /d。

五、中医中药及适宜技术应用中的注意事项

1. 超短期以西医溶栓等治疗为主　对于脑中风病急症、危重症,在保证生命体征平稳的状态下,紧急转诊到能够进行处置的医疗机构诊疗。

2. 不同时期的治疗思路不同　急性期祛邪为主,恢复期祛邪扶正,后遗症期扶正为主。祛邪不伤正。

3. 综合治疗,提高治疗效果　可根据病情,药灸针拿并用,必要时配合电刺激、拔罐等。

4. 监测不良反应　对汤方有可能致肝肾损伤的药物,应监测肝肾功能。

5. 对于含有水蛭、全蝎、地龙等虫类药物制剂,宜在饭后服用,且不宜长期服用。

6. 中西药联合应用时,服药时间应间隔 30min。

7. 针灸治疗前应询问有无晕针病史,做好解释工作。避免对上肢屈肌和下肢伸肌进行强刺激。使用电针时,选择合适的刺激强度。遵守无菌操作,按院内感染管理要求处理被患者体液污染的医疗器具。

8. 脑中风急性期、病情不稳定时,不宜进行推拿治疗。

(柳　萍)

参 考 文 献

[1] 贺普仁 . 贺普仁针灸传心录[M]. 北京:人民卫生出版社,2013:39.

[2] 杜小正,秦晓光,何天有 . 何天有针药结合治疗脑中风经验[J]. 西部中医药,2015,28(9):24-27.

[3] 吴节,李应昆 . 头电针治疗中风病的临床观察[J]. 成都中医药大学学报,1998,21(2):13-16.

[4] 苏国磊,韩小飞,李珮琳 . 基于"治未病"理论的中医艾灸疗法对中风患者高危状态的影响[J]. 中国民族民间医药,2019,28(2):103-105.

[5] 赵宇辉,吴义龙,司文,等 . 艾灸预处理预防中风临床研究[J]. 中医学报,2017,32(234):235-237.

[6] 戴国华,张彤,韩明向 . 中风病针灸治法探析[J]. 中国中医基础医学杂志,2001,7(5):62-64.

[7] 石学敏 . "醒脑开窍"针刺法治疗中风病 9 005 例临床研究[J]. 中医药导报,2005,11(1):3-5.

[8] 倪光夏 . 针灸治疗中风病不同流派概况[J]. 中华针灸电子杂志,2016,5(4):133-136.

[9] 徐亭亭,齐瑞,马震震 . 针灸治疗急性期脑中风的研究进展[J]. 中国中医急症,2014,23(6):1113-1115.

[10] 董赟,郝盼富,王涛,等 . 针刺推拿分期治疗脑中风运动功能障碍的临床研究[J]. 中医药临床杂志,2012,24(6):497-499.

[11] 刘耀元 . 中风后遗症的推拿治疗[J]. 按摩与康复医学,2007,23(6):34-35.

第十三章

脑卒中患者的营养支持治疗

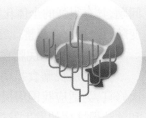

第一节　临床营养基础

一、营养是生命的基础

(一) 膳食平衡的概念

利用自然界的多种食物,经过消化、吸收、代谢和排泄,利用食物中的营养素和其他对身体有益的成分构建组织器官、调节各种生理功能、满足生长发育和日常运动的需求、增强机体免疫功能,从而达到健康长寿的目的。

(二) 营养学概念及分类

营养学概念:营养学是研究食物营养素与机体代谢之间关系的一门学科。

根据研究对象,营养学分为三大类:食品营养学、大众营养学、临床营养学。

1. **食品营养学**　包括动物营养学、植物营养学、食品营养学、食品微生物学、食品毒理学、食品卫生学、食物安全,烹饪学基础、中医药膳学、卫生法规与监督等内容。

2. **大众营养学**　大众营养学属于公共卫生范畴,研究营养素在正常人机体中代谢的规律,着重研究人群的营养调查方法、营养评价指标、正常人的营养素需求量、社区营养和膳食营养,妇幼营养学、老年营养学、运动营养学等都属于大众营养学的分支。

3. **临床营养学**　临床营养学是研究患者营养的一门科学,主要讨论营养与疾病的关系,研究人体在病理状态下的营养需要以及如何满足这种需要。它是利用增减营养素作为防治疾病的手段,通过多种途径供给患者合理的营养,达到减轻脏器负担、恢复组织和器官功能,提高患者免疫功能,增强抵抗力,促进患者康复的目的。

目前,临床营养已成为临床综合治疗的重要组成部分,是现代医院管理的综合措施之一。正确的营养支持及营养治疗,能显著提高患者的治愈率,降低死亡率,加速病房周转率。

由于不同疾病的营养治疗方案有具体的要求,采用个体化的营养治疗方案可以提高营养治疗效果,减少药物不良反应的发生,真正达到增强抵抗力,促进组织修复,治愈疾病的目的。

需要注意区分这三类营养学,食品营养学着重于食物中营养素的研究;大众营养学研究正常人的营养代谢规律,具有正常人、群体化的营养指导特点;临床营养学是研究患者的营养问题,具有很强的个体化特点,在营养指导过程中强调营养诊疗流程,并且随着健康状态的改变随时进行营养调整。容易出现的错误是把大众营养教育的内容用于疾病的个体营养指导。

(三)《中国居民膳食指南》

《中国居民膳食指南》从 1989 年首次发布以来,共经历了 1997 年、2007 年和 2016 年三次修订,为适应我国居民营养健康的需要,提高居民健康素养,帮助居民合理选择食物,减少和预防慢性病的发生发挥了积极作用。最新的《中国居民膳食指南(2016)》由一般人群膳食指南、特定人群膳食指南和中国居民膳食指南实践三部分组成,它是健康教育和国家公共政策的基础性文件。

二、营养诊疗流程

营养诊疗流程是临床营养学的基础诊疗手段,是为解决营养相关问题做出的决策,是在疾病的营养指导中,为了达到高质量的营养治疗效果,采取的一套系统的解决问题的方法。

(一)营养诊疗流程的概念

临床营养诊疗流程(nutrition care process and model,NCPM)于 2003 年由美国饮食与营养学会(academy of nutrition and dietetics,AND)提出,已经在全世界很多国家推广。

营养诊疗流程分为四个步骤:营养评定与再评定、营养诊断、营养干预、营养监测和效果评价(图 13-1)。这四个过程是个闭环,要循环往复,长期监测、管理患者。

(二)营养诊疗流程的具体方法

1. 营养评定与再评定 营养评定也叫做营养评价,包括以下五个方面的内容。

(1)全面了解患者的病史资料和目前的体征:包括病情发展经过、临床症状、诊断、体格检查、用药情况、实验室检查和辅助检查结果。

(2)行为习惯调查:包括工作性质、生活习惯(具体运动量、有无烟酒嗜好、心态如何、作息是否规律等)。

(3)详细的膳食调查:有以下几种调查方法,包括①24h 回顾法;②经常性进食情况调查法,是一种快速而简易的方法,能够代表平时的饮食习惯;③食物频率法;④食物记录法,连续调查 3~7d,取平均值并与膳食营养素参考摄入量(dietary reference intake,DRI)比较,以判断患者膳食入量状况;⑤膳食结构评价法;⑥半定量频率法,按照食物种类,进食频率和平均每次摄入量,最后折算出每天的摄入量。

利用上述调查方法计算出目前患者三大营养素(蛋白质、脂肪、碳水化合物)的摄入量。

(4)营养方面的人体测量:主要测量指标包括体重、BMI、三头肌皮褶厚度、上臂围、上臂肌围、握力和腰臀围比值。还可以采用人体成分分析仪来测量人体的脂肪组织、肌肉组织、内脏脂肪比例、含水量等。

(5)与营养相关的生化和实验室测定:①血常规、尿常规检查;②血清白蛋白:判断营养不良的金标准。半衰期平均为 19d;③前白蛋白(prealbuminp,PA):半衰期平均为 1.9d,可以用于了解蛋白质平衡状态;④其他参考指标,包括转铁蛋白、视黄醇结合蛋白、纤维结合蛋

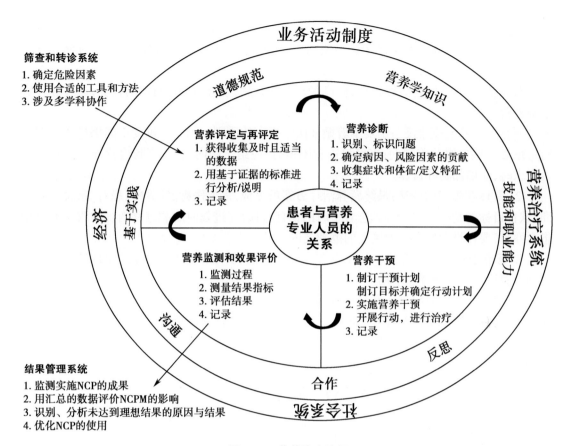

图 13-1　营养诊疗流程

白、氮平衡、免疫功能、血浆氨基酸谱、维生素、微量元素及人体热量代谢的测定。

2. **营养诊断**　营养诊断和疾病诊断不同,例如脑卒中是疾病诊断,但是脑卒中患者的营养状态却千差万别,营养诊断是根据营养评定的过程中所获得的信息得出的结论。营养指导之前一定要仔细衡量患者的营养需求,关注患者的营养摄入、吸收和排泄的过程有无特殊问题,然后再进行营养诊断。

营养诊断包括两部分:确定患者这段时间的主要营养问题;找到造成营养问题的原因。

(1) 摄入问题:造成脑卒中患者输入营养减少的可能原因有患者意识障碍或者吞咽障碍造成的营养摄入减少;社会环境约束,导致食物摄入不足;情绪问题,造成不想进食、过度节食;生活无规律;营养知识缺乏。

(2) 吸收问题:造成患者营养吸收障碍的主要问题有胃肠功能障碍、食物不耐受、药物作用(例如抑制胃酸的药物会引起胃蛋白酶不足,影响蛋白质消化吸收)。一些药物造成患者味觉和肠道消化吸收障碍,尤其是化疗药;苯妥英钠抑制叶酸和维生素 C 的吸收;长期使用抗生素影响菌群对人体的营养作用;化疗、放疗所导致的肠道黏膜损伤。

(3) 营养需求增多:例如运动过多造成营养素相对不足;发热或者术后伤口愈合需要更多的营养。

3. **营养干预**　根据营养评定和营养诊断所获得的信息,有针对性地作出该患者的具体营养指导意见。

（1）营养目标设定：在确定营养治疗的目标时要优先解决目前最严重的问题，根据患者的具体问题给出具体方案。确定蛋白质、碳水化合物、脂肪等营养物质，给予的目标、途径、方法及可能达成的时间。

营养摄入的途径包括：经口食物；口服营养补充品；通过鼻饲进行肠内营养；通过静脉给予肠外营养。

所有的营养治疗建议一定要本着循证医学指南的原则。当经口进食不能满足营养需求时应增加一些口服营养制剂；当经口进食困难时，应给予肠内营养；当肠内营养不能满足患者需求时，应增加肠外营养。

（2）具体实施中的调整：最终营养治疗方案的完成，需要医师、营养师、患者、家属共同协商，饮食目标的制订要尽量接近患者平时的饮食习惯，在进餐时间和进食内容的改变上要和患者商量，要在患者和家属可接受的范围之内。

4. 营养监测和效果评价 给予营养干预方案后，要定期观察营养治疗的效果，看是否达到营养治疗目标或理想结局。

为了达到营养治疗目标，在随访过程中需要不断地进行营养再评定，收集患者的病情变化信息，观察患者落实营养处方的情况。之后，再次进行营养诊断，判断哪方面需要调整。

定期随访：慢性病患者一般 1~3 个月随访 1 次，急性期患者需要 1~3 天随访 1 次。

第二节　脑卒中与营养

一、营养与脑卒中结局的关系

1. 营养不良可以造成死亡率增高、住院时间延长。
2. 营养不良患者免疫力下降，肺部感染、压疮或其他部位感染的发生率增高。
3. 营养不良患者消化道出血的可能性增大。
4. 存在营养不良的脑卒中患者，康复速度和效果都会受到影响。

二、造成脑卒中患者存在营养风险的主要原因

1. **吞咽困难** 30%~65% 的脑卒中患者有不同程度的吞咽困难。
2. **意识障碍** 患者昏迷、昏睡、嗜睡，会影响进食。
3. **咀嚼困难** 由于单侧或者双侧面肌瘫痪和舌下神经瘫痪，患者出现咀嚼困难，会影响患者进食。
4. **脑卒中后抑郁** 脑卒中后抑郁是脑血管疾病常见的并发症，患者不想吃东西，即便勉强吃东西，每次往往吃得很少，这类患者很容易出现营养不良。
5. **痴呆** 痴呆患者记忆力很差，是否吃过饭往往记不住。还有一些患者分辨不清什么食物可以吃、什么食物不能吃。因此一定要关注这些痴呆患者的饮食问题。
6. **肢体残疾** 肢体瘫痪造成自己进食困难。一些患者需要别人喂食，喂食量和食物种类不一定符合患者需求，也会发生营养不良问题。
7. **消耗量增加** 重症脑卒中患者有可能出现上消化道出血、肺部感染，使得营养的需求量增大，消耗量增加。

8. 缺乏营养的基本知识。

三、脑卒中患者营养风险筛查

(一) 营养风险筛查

营养风险是指现存的或潜在的,与营养因素相关的、导致患者出现不利于临床结局的风险。营养风险主要关注营养方面的因素引起不良临床结局的风险,例如并发症发生、住院时间、住院费用等。

通过早期发现有营养风险的患者,可以积极地给予营养支持,防止营养不良的发生,减少并发症,促进患者康复的速度。

营养风险筛查可利用 NRS2002 营养风险筛查评分表(表 13-1),此表由医务人员完成。

表 13-1 NRS2002 营养风险筛查评分表

第一部分 疾病状况指标	分数	请打最高分
正常状态	0	
髋骨骨折□ 慢性疾病急性发作或有并发症者□ 慢性阻塞性肺疾病□ 血液透析□ 肝硬化□ 一般恶性肿瘤患者□ 肠梗阻、胆石症、腹腔镜手术□	1	
腹部大手术□ 脑卒中□ 重度肺炎□ 血液恶性肿瘤□ 7d 内将行胸 / 腹部大手术者□	2	
颅脑损伤□ 骨髓移植□ APACHE 评分 >10 分的 ICU 患者□	3	
第二部分 营养状态指标		
正常	0	
最近 1 周进食量较从前减少 25%~50%; 3 个月内体重下降 >5%	1	
1 周内进食量较以前少 50%~75%; 2 个月内体重下降 >5%	2	
1 周内进食量:75%~100%; 1 个月内体重下降 >5% BMI<18.5;如果因严重胸腹水、水肿得不到准确 BMI 值时,用白蛋白替代(<30g/L)	3	
第三部分 年龄评分		
年龄 <70 岁	0	
年龄 ≥70 岁(1 分)	1	
	总分	

总分值≥3 分:患者存在营养风险,需要营养支持,结合临床,制订营养治疗计划。

总分值 <3 分:每周进行营养风险筛查。

备注:对于表中没有明确列出诊断的疾病参考以下标准,依照调查者的理解进行评分。

1 分:慢性疾病患者因出现并发症而住院治疗。患者虚弱但不需卧床。蛋白质需要量略有增加,但可通过口服补充来弥补。

2 分:患者需要卧床,如腹部大手术后。蛋白质需要量相应增加,但大多数人仍可以通过肠外或肠内营养支持得到恢复。

3 分:患者在监护病房中靠机械通气支持。蛋白质需要量增加而且不能被肠外或肠内营养支持所弥补。但是通过肠外或肠内营养支持可使蛋白质分解和氮丢失明显减少。

（二）脑卒中患者的营养管理原则

1. 脑卒中患者的膳食管理 对于已经发生了脑卒中的患者，饮食上的基本原则如下。

（1）食物多样化，粗细搭配，平衡膳食。

（2）热量摄入量与身体消耗量相当，保持健康体重。

（3）脂肪占总热量的30%左右，限制反式脂肪酸的摄入，少吃含有人造黄油的糕点、含有起酥油的饼干和油炸油煎类食品。每周食用1~2次鱼类。饱和脂肪酸、单不饱和脂肪酸和多不饱和脂肪酸都要适当摄入。胆固醇每天摄入300~500ml（相当于鸡蛋1~2个）。

（4）保证蛋白质的摄入，蛋白质占总量的15%左右，其中动物蛋白质占33%~50%，鱼、瘦肉、蛋、奶类都是较好的动物蛋白。每天吃1~2个鸡蛋，液态奶300g，肉类100~150g。

（5）碳水化合物摄取中要尽量少吃精米、精面，多选择全谷类和薯类食物，包括麦片、糙米、老玉米、白薯、土豆等，减少蔗糖、饮料和糕点中含糖量较高的食物摄入。

（6）保证每天摄入300~500g蔬菜，每天摄入水果200~350g。

（7）食物纤维：脑卒中患者要保证足量膳食纤维摄入，每天应摄入30g左右，以防便秘出现，多吃新鲜蔬菜、水果、粗粮、海藻类以及豆类食物。

（8）其他注意事项：不要吃咸菜，腌制食品；严禁饮烈性酒，禁用浓茶、咖啡及刺激性调味品。

2. 吞咽困难的诊断与处理 吞咽困难在脑血管病中非常常见，吞咽困难会引起误吸，轻者造成肺部感染，重者窒息死亡，因此一定要重视患者的吞咽情况，做相应的检查，根据患者的吞咽状况决定营养补充的途径。

如果咀嚼能力差，无吞咽困难，可以吃软食或半流食。特别提醒，患者的咀嚼能力差不等于消化能力差，所以尽量按照膳食平衡原则提供食物，只是在食物加工方面作调整，达到易咀嚼的效果。软食和半流食的营养浓度较低，最好增加每日进餐的次数，一天可以进餐5~7次，或者增加特殊医学营养制剂。

如果患者饮水呛咳，或者每日进食量减少到平时饮食量的60%，要及时、果断地给予留置鼻饲管，国内外有大量的研究资料显示，脑卒中患者尽早使用肠内营养有助于患者恢复，降低感染率和死亡率。

对于可疑吞咽有问题的患者，要做饮水试验，具体为：患者端坐，喝下30ml温开水，观察所需时间和呛咳情况。

1级：能顺利地1次将水咽下。

2级：分2次以上，能够不呛咳地咽下。

3级：能1次咽下，但有呛咳。

4级：分2次以上咽下，但有呛咳。

5级：频繁呛咳，不能全部咽下。

评定标准：正常，1级，5s之内；可疑，1级，5s以上或2级；异常，3~5级。

如果饮水试验≥3级要考虑留置鼻饲管，不要到营养状态很差时再留置鼻饲管，因为一旦出现营养不良，患者并发症会明显增多，此时再用营养支持方法纠正比较困难。

第三节 常见危险因素的饮食原则

一、高血压的膳食管理

造成原发性高血压的原因主要是生活方式,包括精神长期紧张、不运动、吸烟酗酒、过度肥胖,特别是饮食不平衡是造成高血压的主要原因之一。

高血压的营养管理是非药物治疗的重要环节,美国出台了终止高血压营养疗法(dietary approaches to stop hypertension,DASH),取得较好的疗效,但是此疗法主要是针对美国的高脂肪、高蛋白、低膳食纤维的膳食结构,对于国人,主要注意以下几个方面。

1. 体重在正常或接近正常。

2. 每日饮水 1 500~1 700ml,不要喝含糖饮料。

3. 减少钠的摄入 尽量不要吃咸菜、腌制食品,少吃汤类、面条和盖浇饭类含钠较多的食物。

4. 主食选择 粗细粮搭配,膳食多样化。减少精米精面的摄入。

5. 脂肪 饱和脂肪酸、单不饱和脂肪酸和多不饱和脂肪酸都要摄入,特别注意多吃鱼类,可以适当补充鱼油,增加 ω-3 脂肪酸的抗炎效果。不要吃含反式脂肪酸的食物(例如蛋糕、糕点、饼干、面包、印度抛饼、沙拉酱、炸薯条、炸薯片、爆米花、巧克力、冰淇淋、蛋黄派等)。

6. 蛋白质 保证优质蛋白摄入,畜禽类的瘦肉、鱼类、虾、鸡蛋都是优质蛋白来源。每天保证 1~2 个鸡蛋、牛奶 300~500ml、100~150g 瘦肉类(畜禽类和鱼虾类)。

7. 多吃含钾食物 蔬菜、紫菜、海带、蘑菇等含钾较多。每日蔬菜摄入量为 500g,其中深色叶菜占到 50% 以上。每日水果摄入量为 200~400g。

8. 注意补钙 补钙有助于降低血管张力。每天喝牛奶 300~500ml。可以用酸奶、奶酪代替牛奶。另外还可以多选择芝麻、海带、虾皮等含钙较多的食物。

9. 注意补镁 多吃粗粮、坚果、新鲜蔬菜。

10. 注意膳食纤维的摄入 通便对于高血压患者非常重要,要关注患者是否每天能够正常排便。如果出现排便困难者,要特别关注患者是否能够保证有足够量的新鲜蔬菜、新鲜水果摄入,另外在粮食方面多选择粗粮,例如土豆、南瓜、山药、藕、玉米、红豆、绿豆等。

11. 控制饮酒 成年男性一天的饮酒量中酒精不超过 25g,成年女性不超过 15g。孕妇、青少年应忌酒。

12. 坚果 每天摄入 25g 左右。

13. 彻底戒烟。

二、糖尿病的膳食管理

糖尿病的膳食管理是糖尿病治疗的第一步,并且要伴随患者终生。

(一) 糖尿病医学营养治疗的目的

1. 通过调整热量及各种营养素摄入的量和比例,实现营养摄入、运动水平和药物治疗三者的平衡,预防并纠正代谢紊乱,减轻胰岛 B 细胞负荷,延缓并减轻并发症的发生和发展。

2. 通过合理的营养干预,有效促进整体的健康水平,提高患者的生活质量。

3. 平稳血糖,预防低血糖发生,控制餐后血糖过高,促进胰岛功能恢复。

(二)糖尿病营养治疗原则

1. 合理控制总热能,热能摄入量以达到和维持正常体重为宜。

2. 适当降低碳水化合物摄入比例,一般情况下占总能量的 30%~40%。多选择复合型碳水化合物,如各种薯类、粗粮、水果,可以采用食物交换份的方法,在水果、薯类与米面类食物之间交换。好吸收的碳水化合物很容易造成血糖波动,例如粥、面包、面条、米饭、馒头、糕点、含糖饮料。碳水化合物不要单独食用,最好和蔬菜类、油脂类、蛋白质类等一同摄入,这样可以减少血糖波动,降低餐后血糖。

3. 脂肪可以增加,占一天总热量的 30%~40%。不吃反式脂肪酸。

4. 蛋白质 占每日总热量的 15%~20%,优质蛋白占 50%。当肌酐增高时,需要控制蛋白质的摄入。

5. 维生素 糖尿病患者要注意维生素的补充,多吃蔬菜和水果,叶菜量占 50%,减少加工中营养素的消耗。维生素 B_{12}、胆碱等维生素主要在动物性食物中,因此一定要注意荤素搭配,食物种类增宽,从而预防和减少糖尿病的并发症。

6. 限制钠盐摄入 每日食盐 6g 以下。

7. 注意一些微量元素的补充 铬、锌、锰等微量元素,在胰岛素代谢和葡萄糖的调节中起到关键性的作用,这类元素主要在肝脏、肾脏、鱼类、干果中。

8. 膳食纤维每天摄入 30g/d 左右,或者每 1 000kcal 有 10~14g 的膳食纤维补充。

9. 餐次安排要合理 采用少量多餐原则,两餐之间增加一次加餐。注意膳食结构,三顿正餐做到"三足鼎立"(碳水化合物 + 蔬菜 + 优质蛋白)。加餐可以考虑选择水果、坚果、牛奶、酸奶。

(三)碳水化合物的选择

注意两个内容,一个是食物的升糖指数,另一个是灵活使用食物交换份的方法。

1. 尽量减少高升糖指数的食物,增加低升糖指数的食物。

(1)高升糖指数的食物要注意控制,例如:米饭、馒头、烙饼、面包。

(2)中升糖指数的食物可以适当选择:薯类、玉米、全麦食品、南方水果。

(3)低升糖指数食物可以多选择:北方水果、藕、山药等。

2. 灵活采用食物交换的方法会使患者食谱增宽(表 13-2),获得更多的营养素。

表 13-2 食物重量明细

食品	重量(g)	食品	重量(g)
大米、小米、糯米	25	梨、桃、苹果、桔子、橙子、柚子	200
面粉、玉米面	25	葡萄(带皮)	200
各种挂面、龙须面	25	草莓	300
马铃薯	100	西瓜	500

注:碳水化合物中产生 90kcal 热量为一份重量。

三、高脂血症的膳食管理

1. 首先需清楚血脂中的哪一项增高　在给予营养指导之前,一定要进行详细的饮食调查。根据调查结果和患者的营养需求,给出个体化的营养指导意见。

2. 高甘油三酯　营养治疗重点是限制总热量,每日总热量的摄入应在 25~30kcal/kg。控制碳水化合物,尤其是简单糖(糖果、饮料、甜点),减少精米、精面和酒精的摄入,增加运动量,同时应注意补充适量蛋白质。

3. 总胆固醇和低密度脂蛋白胆固醇增高　重点是控制总热量,经常运动,使体重维持在正常体重。具体方法如下。

(1) 碳水化合物:减少精米、精面的摄入。

(2) 脂肪:应占总能量的 30% 左右,注意饱和脂肪酸、单不饱和脂肪酸、多不饱和脂肪酸之间的比例,尽量做到比例是 1∶1∶1。控制富含反式脂肪酸食物的摄入。

(3) 蛋白质:适当增加蛋白质的摄入,应占总能量的 15%~20%。

(4) 胆固醇:由于清晨空腹抽血所检查的胆固醇是肝脏合成的内源性胆固醇,不是经口摄入的外源性胆固醇,因此不必严格限制食物中的含胆固醇食物,依然要保证每天 1~2 个鸡蛋。

(5) 其他:多吃新鲜蔬菜及瓜果,增加食物纤维及多种维生素和矿物质。

(6) 注意戒烟,限制饮酒。

4. 高密度脂蛋白胆固醇降低　保证蛋白质摄入量,增加运动。

四、高同型半胱氨酸血症的营养治疗

大量研究数据证明,高同型半胱氨酸(homocysteine,HCY)血症是脑卒中的独立危险因素,通过降低 HCY 水平能够显著减少脑卒中的发生。引起 HCY 的原因与机体缺乏叶酸、维生素 B_6 和维生素 B_{12} 有关。因此发现 HCY 增高时,立即从饮食上补充含叶酸、维生素 B_6 和维生素 B_{12} 的食物。

含叶酸的主要食物:绿叶蔬菜(莴苣、菠菜、西红柿、花椰菜、油菜、小白菜等),新鲜水果(橘子、草莓、樱桃、香蕉等),动物类食品(肝脏、肾脏、肉类等),豆类、坚果类以及一些粗粮。

含维生素 B_6 的食物:维生素 B_6 主要存在于肉类、全谷类食物、蔬菜和坚果中,动物性来源的食物中,维生素 B_6 的生物利用度优于植物性来源的食物。

含维生素 B_{12} 的食物:膳食中,含维生素 B_{12} 比较多的食物主要为动物性食品,如瘦肉、动物内脏、鱼类、蛋类。

第四节　家庭制作饮食的注意事项

一、每天需要摄入五大类食物

食物多样化是平衡膳食的基础,每一种食物都不完美,各含有某种营养素,只有多样化的食物搭配才能获得全面而均衡的营养。

根据营养价值,通常将日常食物分为五大类。

1. **粮食类**　指谷类和薯类,谷类包括米、面、杂粮;薯类包括马铃薯、甘薯、芋头等。碳水化合物是粮食类的主要成分,在人体中发挥提供能量的作用。粗粮中膳食纤维和维生素比较多。碳水化合物提供量超过了人体需求,会转化为体内脂肪储存起来。

2. **蔬菜类**　包括叶菜、嫩茎类、花类、茄果类、瓜类、根茎类、菌藻类、葱蒜类。主要提供膳食纤维、维生素、矿物质以及各种植物化学物质。

3. **水果类**　如柑橘、苹果、葡萄、香蕉、桃等,主要提供碳水化合物、膳食纤维、维生素、矿物质以及各种植物化学物质。

4. **蛋白质类**　主要提供优质蛋白、脂肪、钾、铁、锌、铜、硒等微量元素以及维生素 A 和 B 族维生素。包括各种肉类、蛋类、奶类、大豆类。

畜禽肉类　畜类(牛肉、羊肉、猪肉等及其制品),禽类(鸡肉、火鸡肉、鸭肉、鹅肉等及其制品),动物内脏。

鱼类　指各种河里和海洋中的鱼类、虾、蟹、贝类及软体类动物。

蛋类　包括鸡蛋、鸭蛋、鹅蛋、鹌鹑蛋等。

奶和奶制品　包括牛奶、酸奶、奶粉、炼乳、羊乳等。

豆类　大豆常指黄豆及其制品,如豆浆、豆腐、豆腐脑、干豆腐、素鸡等。

5. **油类**　包括动物油、植物油、种子类坚果。坚果主要提供多不饱和脂肪酸、植物蛋白质、矿物质、维生素 E 等。

注意:在豆类食品中,绿豆、赤豆、豌豆、芸豆等杂豆主要提供淀粉、植物蛋白、膳食纤维、钾等,因此归入粮食类;黄豆中的植物蛋白比例较高,归入蛋白质类。

二、留置鼻饲患者可在家中自制匀浆膳

（一）每天做一次的方法

制作热量大约 1 800kcal 左右的匀浆膳。

具体食物及用量:牛奶 800ml、黄豆 25g、坚果 25g,大米饭 160g、鸡蛋 2 个、瘦肉 100g、蔬菜 300g、植物油 30g、盐 4g,加水至 1 000ml。

操作方法:所用食材全部加工煮熟,然后用料理机打成糊状,分装在 5 个消毒过的瓶子里,每个瓶子里面液体量是 200ml。冷藏保存 24h,用时加热。每 3h 给患者鼻饲中推入 200ml。

（二）分次制作方法

三餐与家里其他人同时进食,在所有的饭菜摆上桌之后,为患者挑选食物,做到均衡饮食,主食、蔬菜、蛋白质都要搭配好比例,放入料理机中,加水 150ml,打成糊状。在上午、下午和睡前,要给患者加餐,将坚果、牛奶、鸡蛋、水果等放入料理机中打成糊状,150~200ml/ 次。

（三）一些代餐品和特殊医学用途配方食品可以添加

有些成品匀浆膳可以代替部分自做的饮食,但是要注意这些代餐品中缺乏新鲜的水果和蔬菜成分,还需要家属和护理者每天注意补充。另外一些特殊医学用途配方食品也可以打入匀浆膳中,例如蛋白粉、膳食纤维素等。具体摄入量最好请教营养师。

三、其他注意事项

1. 一些脑卒中患者因为牙齿脱落或者咀嚼能力受到限制,家属经常给患者喝粥或者吃

米糊,而不注意给予患者粗粮、肉类、水果、坚果和蔬菜,长此以往会引起患者发生营养不良和血糖增高。可以在食物加工上多采取些有效措施,例如让患者吃饺子、包子、菜粥、猪肝粥等混杂食物,提高营养密度。

2. 一些患者由于各种原因吃水果很少,会导致维生素 C 的缺乏。而维生素 C 的缺乏造成患者胶原纤维合成障碍、抗氧化能力下降、抵抗力下降,患者容易发生感染、出血、形成血栓等,因此要尽可能地给患者补充新鲜的水果和蔬菜,可以用水果代替部分主食(见前面食物交换份),或采取切碎、用搅碎机搅拌的方法加工。

3. 抗氧化对防治动脉硬化症非常重要,维生素 A、C、E 具有很好的抗氧化功能,能阻止不饱和脂肪酸的氧化,改善心肌及脑血管缺氧。含维生素 E 较多的食物是植物油、坚果、鸡蛋和新鲜蔬菜。含维生素 A 多的食物是肝脏类食物。蔬菜中的胡萝卜素在油脂媒介下可以吸收,在体内转化成维生素 A。胡萝卜素主要存在于深绿色或者红黄色蔬菜和水果中,例如胡萝卜、西兰花、菠菜、甘薯、哈密瓜、杏、芒果等。

(夏　萌)

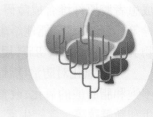

第十四章

脑卒中患者社区康复

第一节 脑卒中患者社区康复流程及康复计划

一、社区康复流程

脑卒中社区康复流程见图 14-1。

二、社区康复计划

(一) 社区康复计划

脑卒中患者由综合医院或康复医疗机构出院后,转入社区。患者住院期间的临床治疗、功能评价记录、康复训练情况等,应转入社区备案。社区卫生服务中心的康复部门接纳患者后,康复医师和/或治疗师根据社区所具备的康复条件及康复设备,结合患者功能障碍情况,制订相应的康复计划,实现患者康复治疗的连续性。康复治疗方案至少应包括物理治疗、作业疗法等,康复治疗目标应该更侧重于日常生活活动能力的提高。可利用患者既往的兴趣爱好安排康复内容,扩大患者交际范围及生活空间,改善患者精神心理状态,有助于患者更好地回归家庭或者社会。

根据具体的康复条件和患者实际情况,制订每周训练方案。

1. 针对脑卒中后功能障碍的康复治疗方案 包括改善和维持关节活动度、肢体运动功能训练、体力和耐力训练、吞咽功能训练、言语和认知功能训练等。训练中需注意关节挛缩、肩关节半脱位、肩-手综合征等继发障碍处理。

2. 日常生活活动能力方面 侧重于患者自理能力的提高,包括穿脱衣服、移乘、二便管理、进食(使用适当餐具)、刷牙、梳洗(含剃须)、床上移动、站立、上下楼梯、洗衣做饭、打扫卫生和信息交流(使用电话)等。

3. 根据患者既往兴趣爱好及功能状况 安排一些文体活动及技巧性活动,如打牌、园

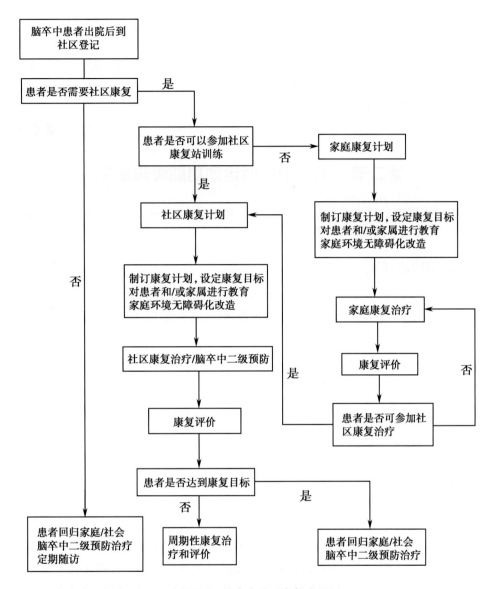

图 14-1　脑卒中社区康复流程

艺、编织、缝纫、体操等,亦可安排一些公益活动。可采取小组形式,增加趣味性及竞争性,充分调动患者积极性。

　　4. 提供必要的心理支持治疗　鼓励患者与家属、邻居、病友交流,改善患者的精神心理状态。

　　(二) 家庭康复计划

　　患者回归家庭,原经治医师、护士及专业康复工作人员、社区康复人员及经过培训的志愿者,定期进行随诊、家庭访问及提供康复服务。对患者及其家属进行相应的家庭康复教育和指导,根据患者的功能障碍情况,制订相应的康复计划。

　　(三) 门诊康复计划

　　脑卒中患者出院后也可定期到综合医院康复门诊或者康复医疗机构就诊,就有关目前的功能障碍、日常生活能力、社区和家庭康复等有关问题进行咨询及康复指导,有条件的患者可进行门诊康复训练。

社区康复作为脑卒中三级康复网络的重要组成部分,社区康复医师应及时将患者功能状况反馈给上级医院,接受上级医院的培训及指导,并应用于患者。在康复治疗的同时,需重视脑卒中二级预防治疗。

(吴章薇)

第二节　脑卒中后期运动功能障碍康复

脑卒中早期康复的理念已经广泛被大家接受,连贯的后期康复也越来越被重视。运动功能康复适合任何阶段的脑卒中患者。

一、运动功能评定

1. **肌力评定**　建议采用徒手肌力检查,对脑卒中偏瘫患者的肌力进行评定。

2. **肌张力评定**　上下肢肌张力和痉挛程度评定,建议使用改良 Ashworth 分级法评定。此外,小腿三头肌(踝跖屈)痉挛程度,还需进行踝阵挛 Clonus 评定。

3. **偏瘫运动模式评定**　运动模式定性评定采用 Brunnstrom 分期评定;定量评定采用 Fugl-Meyer 上肢、手及下肢运动功能评定量表。

4. **平衡功能评定**　建议采用 Berg 平衡量表评定,有条件的社区可以采用平衡功能评定设备,进行多维度和多层级的平衡功能评定。

5. **步行能力评定**　建议采用功能性步态评定,有条件的社区可以采用三维运动测量与分析设备,进行步态、平衡等综合运动功能评定。

二、运动训练强度

在综合考虑患者体力、耐力和心肺功能状态的前提下,脑卒中后期运动功能训练维持适当的强度和运动量是必要的。然而,由于众多研究的异质性,以及康复干预的内容或康复治疗强度界定标准并不统一,所以康复干预的强度同功能预后之间是否存在强度反应关系的证据不足。同时,由于缺乏对强度下限(在此之下干预是无效的)和上限(在此之上的轻微改善是微不足道的)的界定,所以无法给予明确的运动强度推荐。

三、肌力训练

肌肉无力是影响脑卒中患者后期运动功能恢复的主要因素。神经促进技术强调对痉挛的控制,而对肌肉无力现象一直重视不足。脑卒中后期,尤其是分离运动出现后,肌力增强对步行速度等运动功能恢复具有积极的作用。

给予适当的渐进式抗阻训练,进行肌力强化训练,对于脑卒中后期运动康复有益。有条件的社区,可以采用肌电生物反馈疗法与常规康复治疗相结合,以及功能性电刺激治疗。

四、肌张力障碍

脑卒中后患者在其疾病恢复过程中,肌张力异常通常表现为低下(弛缓性瘫痪)和增高

（痉挛性瘫痪）。

（一）肌张力低下

脑卒中早期表现为肌张力低下，即软瘫期。康复治疗前后躯干和下肢运动能力均与弛缓性瘫痪呈高度负相关，说明肌张力低下不利于功能恢复。建议利用各种原始反射和运动模式诱发出连带运动，包括关节活动度训练、床上良肢位摆放和体位改变等。

（二）肌张力增高

脑卒中后期主要表现为肌张力增高，即痉挛期。痉挛是脑卒中肌张力增高的典型表现形式。痉挛可以导致肌肉短缩、姿势异常、疼痛和关节挛缩，这些都会进一步妨碍康复并限制患者恢复的潜力。

1. **非药物治疗**　进行良肢位摆放并避免伤害性刺激，能够有效预防痉挛加重。主动和被动牵伸缓解肌张力是目前降低肌张力的主要手段，缓解肌张力的方法还包括抗痉挛肢位的摆放、关节活动度训练、夹板疗法等。物理因子治疗，建议采用高频度的经皮神经电刺激疗法（transcutaneous electrical nerve stimulation，TENS）用于降低肌张力。

2. **口服药物**　可缓解痉挛和疼痛，但无明显功能改善。由于肌张力增高影响运动功能训练疗效，特别是广泛肌群痉挛的患者，建议使用口服抗痉挛药物如巴氯芬、替扎尼定等治疗。

3. **局部用药**　肉毒毒素局部注射治疗脑卒中偏瘫局限性肌肉痉挛，具有明确的循证医学证据并推荐。有大量循证Ⅰ级证据说明，这种方法能降低过高的肌张力，并改善患者肢体运动功能。目前，肉毒毒素注射常用的定位技术主要有徒手定位、超声定位、肌电定位、电刺激定位。徒手定位适合于浅表大块肌肉的注射。超声定位下注射是目前最为直观、安全的引导方法。肌电引导有利于判断靶肌肉的痉挛状态。电刺激定位可以对靶肌肉进行局部分点注射。成年人一次注射的安全剂量是600U，每个注射位点建议不超过50U。一般进行肉毒毒素注射之前，需要临床医师进行精准的评估来选择靶肌肉，注射时需要精准定位。注射治疗后，继续进行个体化的运动方案并定期随访。

五、上肢运动功能障碍

根据 Brunnstrom 分期进行运动训练，主要是肩关节活动及前臂的旋前和旋后。

1. **Brunnstrom Ⅰ期**　脑卒中软瘫期，表现为肌张力低下。注意良肢位摆放，治疗上主要是诱发主动活动，建议利用各种原始反射和运动模式诱发出连带运动。同时，可以利用电刺激技术包括功能电刺激、肌电生物反馈疗法诱发患肢随意运动的出现。传统针刺疗法也有很好的作用。

2. **Brunnstrom Ⅱ、Ⅲ期**　继续良肢位摆放，预防挛缩。主要是运用促进分离的技术，提高各关节的活动范围及控制能力，纠正异常运动模式。可以继续利用电刺激技术包括功能电刺激、肌电生物反馈疗法。该期的治疗目标是进一步平衡肌张力包括抑制痉挛肌，易化拮抗肌活动。

3. **Brunnstrom Ⅳ期**　继续强化分离运动，促进更多分离动作的出现；加强对近端大肌群活动的控制能力，并完成较复杂的生活活动能力；强化对中间关节（肘、膝）的控制。同时，结合作业、职业治疗练习够物。可以设计一些上举、后伸、内外旋转，结合前臂旋前旋后，腕屈伸等动作。

4. **Brunnstrom Ⅴ期**　该期治疗目标加强对运动能力的控制,够物,抓取时肩、肘、腕的控制及协调。改进反复活动,并提高动作的速度和准确性,使动作按正常频率进行,改善离心性收缩的控制能力。

六、手功能障碍

脑卒中后期,手的功能障碍主要体现在全手抓握不能、手指持物障碍、无法进行手指的分离运动、拇指外展和内收功能障碍等。

1. **Brunnstrom Ⅰ、Ⅱ期**　利用各种可以利用的手段,促进手指的随意运动。主要推荐电刺激、双手任务导向、健手带动患手、镜像疗法等,尽早诱发手指联合反应或者随意屈指活动出现。同时注意良肢位的摆放,预防屈指肌腱挛缩等。

2. **Brunnstrom Ⅲ期**　主要运用促进分离的技术,诱发伸指、伸腕,抑制异常运动模式。同时注意良肢位的摆放,预防屈指肌腱挛缩等。

3. **Brunnstrom Ⅳ期**　建议继续诱发手指伸指、分指等分离运动出现,同时注意上肢肩、肘、腕关节代偿动作出现,抑制异常运动模式。

4. **Brunnstrom Ⅴ期**　建议加强手指精细运动的训练,该期以作业治疗为主,物理治疗方面仍需抑制异常模式,尤其避免伸腕不充分、前臂旋前或旋后不充分以及肩关节过度内旋等异常运动模式。

七、下肢运动功能障碍

1. **Brunnstrom Ⅰ期**　脑卒中软瘫期,表现为肌张力低下。最重要的是注意患者的良肢位摆放。卧床时进行患侧下肢屈伸控制,翻身、转移、桥式运动等训练,同时应尽早对患者进行坐位平衡训练、起立床训练等,以预防、改善患者体位性低血压,必要时佩戴支具,进行中医针灸等治疗。

2. **Brunnstrom Ⅱ、Ⅲ期**　主要是运用促进分离的技术,提高各关节的活动范围及控制能力,纠正异常运动模式。需要对患者进行抗痉挛体位的摆放,被动牵拉、Bobath 等治疗手法进行痉挛抑制训练,降低肌张力,同时进行关节活动度、姿势控制、肌电反馈等训练,尽早进行站立训练及患侧负重训练,佩戴支具以辅助患者进行早期步行训练。痉挛严重者可选择肉毒毒素局部注射。

3. **Brunnstrom Ⅳ、Ⅴ期**　继续强化分离运动,增强患侧下肢负重,进行肌力、肌耐力、姿势控制、肌电反馈等训练,使用慢速跑台等设备强化步行速度、耐力,可在室外等不同环境进行步行训练。

八、平衡障碍

1. **主要评定方法**　Fugl-Meyer 平衡量表、Berg 平衡量表。

2. **主要训练方法**　对于有平衡功能障碍的患者,要加强核心肌群的力量训练,在不同平面、不同体位下进行重心转移训练,利用墙壁、姿势镜等参照物,可以有效地引导患者进行自我姿势矫正,同时可以利用静态、动态平衡训练仪等设备进行平衡姿势反馈训练。

九、步行障碍

(一) 评定方法

Brunnstrom 分期量表,功能性步行量表等。

(二) 训练方法

1. 脑卒中偏瘫患者应尽可能减少卧床,借助器械、支具等,进行站立、步行康复训练,积极进行抗重力肌训练、患侧下肢负重支撑训练、患侧下肢迈步训练及站立重心转移训练,以尽早获得基本步行能力。

2. 偏瘫患者步行的基本要素　①颈部、躯干及下肢抗重力肌能够抗重力;②患侧下肢能负重、支撑身体;③站立时重心能够前后、左右移动;④患侧下肢髋关节能够屈曲、迈步。对于薄弱的要素可重点训练(图 14-2)。

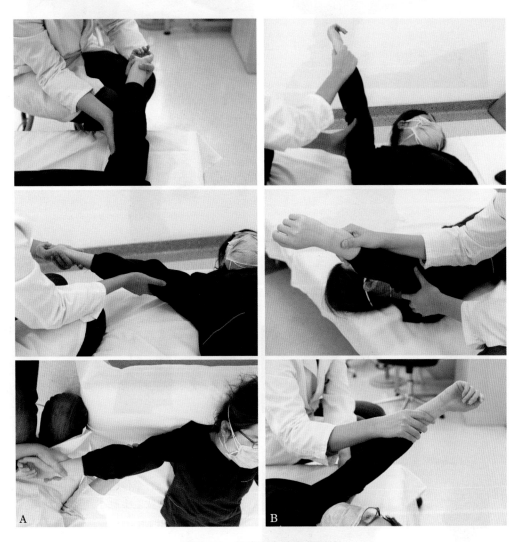

图 14-2　偏瘫患者的康复训练

A. 肩关节被动外展,降低肩关节内收肌痉挛;B. 肩关节被动前屈,预防肩关节挛缩。

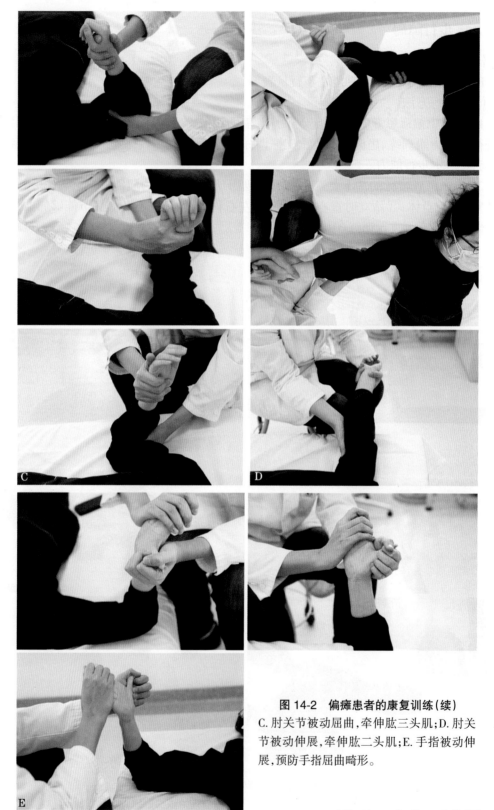

图 14-2 偏瘫患者的康复训练（续）
C. 肘关节被动屈曲,牵伸肱三头肌;D. 肘关节被动伸展,牵伸肱二头肌;E. 手指被动伸展,预防手指屈曲畸形。

（张 林 刘 然 于惠贤）

第三节　脑卒中患者吞咽困难的康复

一、吞咽困难的定义

脑卒中患者的吞咽困难,其特征是不能安全地将食物或液体从口腔送入胃内,也包括准备阶段动作完成困难的情况,例如咀嚼或舌运动困难。吞咽困难的并发症包括吸入性肺炎、脱水、营养不良及心理与社会交往障碍。

二、吞咽困难的处理

吞咽困难的处理包括三个步骤。

1. 对脑卒中患者进行筛查,筛查出有吞咽困难的患者。

2. 对吞咽困难患者进行评估,明确吞咽困难发生的机制,并制订治疗方法。

3. 对吞咽困难患者进行治疗。具体流程如图 14-3 所示。

三、吞咽困难的筛查

一般由受过相关培训的医师或护士完成筛查过程。如果筛查没有发现吞咽异常,就可

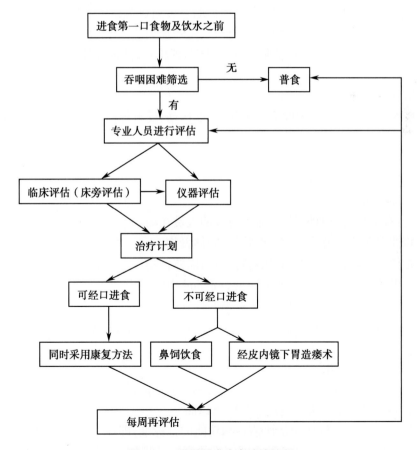

图 14-3　吞咽困难患者治疗流程

正常饮食,否则要限制经口进食而等待全面临床评价。

吞咽困难筛查往往是由饮水试验和一些提示误吸的危险因素所构成。如改良 Mann 吞咽能力评估、Gugging 吞咽功能评估量表(Gugging swallowing screen,GUSS)、标准吞咽功能评估、多伦多床旁吞咽筛查试验(敏感度 91.3%,阴性预测值 93.3%)、床旁吞咽评估、Burke 吞咽困难筛选试验、耶鲁饮水方案或 3 盎司饮水试验等。床旁吞咽筛查具有较好的信度和预测效度。

筛选时首先观察患者配合能力、意识水平及是否可以坐起。如果能配合检查并能坐起,则开始吞咽困难的筛查,包括以下步骤。

1. 观察口腔卫生、口腔分泌物的控制能力。

2. 饮水试验　用勺子喂给患者少量常温水,从 1ml 开始,逐渐增加至 3ml、5ml,连续给 5ml 3 次,观察有无吞咽困难的表现,例如呛咳、呼吸改变、湿性嘶哑发音等。如果无上述异常,令患者自己用杯子饮用 30ml 水,观察是否存在上述异常。如果未出现,则令患者进食少量糊状食物,如无异常,进食固体食物如一块馒头或饼干。如果上述步骤均无异常,可认为患者无吞咽困难;反之认为存在吞咽困难,请语言治疗师或专业人员进行评估。

3. 营养不良筛查　常用量表如营养风险筛查量表(NRS-2002)等。

四、吞咽困难的评价

脑卒中后吞咽困难的评价,是指受过训练的人员通过观察患者应用一定量的液体和固体性状的食物,明确是否存在吞咽的生理异常、是否需要进一步检查、对所选治疗措施进行效果评定以及制订治疗计划。包括临床评价(床旁评价)和辅助性仪器评价。

（一）临床评价

1. 问诊吞咽困难的病史。

2. 体格检查　对参与吞咽的器官进行感觉、运动、反射等检查。吞咽器官包括唇、颊肌、咬肌、舌软腭、咽肌、喉。

3. 试验性吞咽

(1)首先空吞咽。

(2)试验性吞咽

1)前提:有抢救措施如吸引器、懂得急救的人员在场。

2)试验性吞咽的食物种类:水、糊状物、固体食物。

3)首先从水开始,然后选择糊状食物,最后固体食物。

4)先从少量如 1ml 开始,逐渐增加至 3ml、5ml、10ml 等。

5)一旦发生较为明显的误吸,则暂停试验性吞咽。

观察在吞咽过程中吞咽困难的异常表现,根据这些表现对吞咽器官功能进行判断,并对异常器官定位进行判断。

（二）辅助性仪器评价

仪器评估方法种类较多,包括放射学、电生理、纤维鼻咽喉镜、高分辨率咽腔食管测压等方法。如果需要,可联系上级医院进一步明确诊断。

电视荧光吞咽检查,被认为是评估吞咽功能的金标准,即在 X 线下对口、咽、喉、食管的吞咽运动进行动态观察,可发现各种吞咽困难的表现,如咽部的滞留、穿透或误吸,较临床评估更全面。同时,也可鉴别出临床不易发现的隐性误吸。

纤维鼻咽喉镜吞咽功能检查,观察舌根、会厌谷、梨状隐窝、咽后壁、喉,以及在呼吸、屏气、咳嗽、发音和吞咽时,观察咽腔残留程度、声带闭合情况,以及患者对分泌物的清除能力。

高分辨率咽腔测压在国内尚未普遍开展,但部分专家认为有条件的单位可酌情开展,作为临床决策的补充。

五、吞咽困难的治疗

对于有吞咽困难的患者,部分患者不能经口进食,需要胃肠营养,同时进行康复治疗;部分患者可以经口进食,但同时需要采取一定的康复方法。部分患者可经口进食,不需要进行康复。胃肠营养有两种方法:鼻饲和经皮内镜下胃造口术(percutaneous endoscopic gastrostomy,PEG)。如果胃肠营养在 4 周内可以解除,可采用鼻饲,超过 4 周以上或者患者不能耐受鼻饲(至少 2 次),应进行 PEG。

吞咽治疗方法可分为三类:代偿性方法、间接方法、直接方法。另外还有药物治疗及手术治疗。

(一) 代偿性方法

指姿势(头位、体位的调整)或吞咽方法(吞咽机制单一方面的调整)的改变。

1. **转头吞咽**　将头转向患侧,使食物从健侧通过。此时,充分利用健侧咽肌对食团的推动力,使环咽肌容易在喉的牵引下增加打开幅度,使咽吞咽效率增高,减少咽部滞留,减少误吸。适用于单侧咽肌麻痹的患者。

2. **下颌下降姿势**　尽量低头,将下颌贴近前胸部的姿势。此方法可扩大会厌谷的空间,能容纳进入咽部的食物,对于吞咽延迟的患者,可以使食物先尽量集中在会厌谷内,避免提前进入下咽部引起误吸。该姿势使会厌向后移位,缩窄喉的入口,处于保护气道的最佳位置。

3. **空吞咽与交互吞咽**　若患者存在咽部滞留,不论是由于咽肌麻痹还是环咽肌打开不全,在每次吞咽后,不要紧接着进食,而是反复做几次空吞咽,使咽部的食团全部咽下,再进行下一口进食。或在每次进食吞咽后,饮少量的水,既有利于刺激诱发吞咽反射,又能除去咽部残留的食物,称为交互吞咽。

4. **点头样吞咽**　颈部先后屈,会厌谷变得狭小,残留食物可被挤出,继而颈部尽量前屈,形似点头,同时做空吞咽动作,可以除去残留在会厌谷的食物。该方法是针对舌根无力或上咽缩肌无力而造成会厌谷滞留的情况,颈部后屈将食物从会厌谷挤出后再吞咽。

5. **侧卧位吞咽**　当患者不能维持坐立位时,可采取侧卧位进食。侧卧的方向根据患者吞咽肌损害的侧别来选择。当吞咽肌为左侧损害时,可令患者右侧卧位,利用健侧吞咽肌的活动来完成吞咽动作,减少误吸。

(二) 直接方法

包括调整食物的性状、改变进食姿势、进食方法等。安德连等将测试食物分为流质、稀流质、糊,给予患者稠度和体积递增的食团来评估吞咽的安全性和有效性。目前该测试在国外已被广泛应用。

(三) 间接方法

包括声门上吞咽、门德尔松方法、屏气 - 发生运动、冷刺激治疗、电刺激治疗、喉内收训练、生物反馈方法,吞咽肌训练如舌肌训练、咽收缩练习、喉上提训练、面颊、唇等吞咽肌训练等。

（四）对于特定的功能紊乱可选择特定的方法

1. **清洁口腔** 清除口腔分泌物。Yoneyama 等研究显示,清除口腔分泌物可减少吸入性肺炎的发生。

2. **口唇闭合不全** 叩击指尖、冰块击打唇周。小口呼吸,吸管吸气运动。抗阻力下紧闭嘴;吸管吹泡泡活动。

3. **颊肌能力低下** 冰块或刷子刺激颈部、颊部。

4. **舌肌功能差** 舌做水平、前伸、后缩、侧方主动运动及抗阻运动。

5. **下颌肌痉挛的训练方法** 牵张方法;轻柔按摩咬肌;训练下颌的运动。

6. **鼻咽闭合不全** 辅音"g,k,ch"的发音训练。

7. **声门关闭不全** 清嗓动作;练习发元音字母"a";声门内收练习;声门上吞咽。吞咽延迟;咽部冷刺激如冰喉镜刺激上腭弓基底部;颈部前屈(neck flexion);促进吞咽反射手法。

8. **喉上提差** 牵张和促通舌体上部肌肉;门德尔松方法;声门上吞咽。

9. **咽肌无力** 改良的 Valsalva 动作(K 音加重并持续几秒钟);重复吞咽;改变食物黏度;咽肌训练等。

10. **呼吸训练与咳嗽训练** 有一定认知功能的重症患者,可通过呼吸训练和运动技术重建正常的呼吸模式。

11. **关注隐匿性误吸的防范** 陈晓锋等通过体位调整、增强喉上抬肌群力量、增强气道保护、强化自主咳痰能力等综合康复方法,减少误吸的发生。

（张 婧 张倩倩）

第四节 脑卒中患者失语症的康复治疗

语言治疗学是对语言障碍的患者进行适当的检测、治疗评价和提供必要指导、训练的医学。语言治疗的目的及衡量语言治疗效果的标准是最大程度地恢复患者的社会交往能力。

一、失语症语言训练的适应证

（一）早期康复开始时间

目前认为是在患者生命体征稳定,神经症状不再发展后 48h 即可开始,此时患者的 GCS 评分应 >8 分。

正规的语言训练开始时间:急性期已过,患者病情稳定,能够耐受集中训练至少 30min,可逐渐开始训练。发病 3~6 个月为失语症恢复的高峰期,但对于发病 2~3 年后的患者,也不能下语言功能完全不会有恢复的结论。

（二）停止或不适合进行语言训练的情况

1. 全身状态不佳。

2. 意识障碍。

3. 重度痴呆。

4. 拒绝或无训练动机及要求者。

5. 接受一段时间的系统语言训练,已达持续静止阶段。

二、失语症的评定

失语症评估的常用评估量表有,西部失语症(western aphasia battery,WAB)成套测验和中国康复研究中心失语症检查法(China rehabilitation research center aphasia examinant,CRR-CAE),也可应用汉语失语症成套测验(aphasia battery of Chinese,ABC)。失语症严重程度的评定量表,多采用波士顿诊断性失语症检查(Boston diagnostic aphasia examination,BDAE)中的失语症严重程度分级。需从听、说、读、写、命名和复述等多方面综合评估失语症的类型和严重程度。

三、失语症治疗的训练方式

1. **个人训练**　即一名治疗师对一名患者的一对一训练方式。

2. **自主训练**　自主训练中可选择图片或字卡片进行命名练习或书写练习,可利用录音机进行复述或听写等练习,如条件允许可采用电脑语言训练系统,让患者利用电脑进行自主语言训练。自主训练适合于训练动机较强,有较好的自我判断、自我纠正及自我控制能力的患者。

3. **小组训练**　目的是逐步接近日常交流的真实情景,通过相互接触,减少孤独感,学会将个人训练的成果,在实际中有效地应用。治疗师可根据患者的不同情况,编成小组,开展多项活动。

4. **家庭训练**　语言治疗师将评价及制订的治疗计划介绍给患者家属,并可通过观摩、阅读指导手册等方法,教会家属掌握训练技术,逐渐过渡到家庭训练。

四、失语症治疗的代表性方法

(一) 传统经典刺激疗法

1. **反复加强听力刺激**　调整语言的速度、响度及内容来调节刺激。如用患者常接触的日常用品等进行训练。

2. **多次复述词句**　用具有高度复述特点的词句刺激,最常用的是数字一、二、三……十。

3. **诱导应答刺激**　指对每个刺激用动作示范及其他方法诱导。

4. **多途径刺激**　指采用图片、实物、幻灯及各种动作、表情来刺激患者应答。

5. **互相刺激**　应用朗读、书写、手势动作等互相刺激形成语言内容。

6. **相关刺激法**　用一组声音或语义相近的语言来诱发相关词的方法,如用手背、手掌、手指等相关词来要求患者说出"手"这个词。

注意,每次训练开始时从对患者容易的课程入手,令患者获得成功感而激励进一步的坚持训练。一般来说训练中选择的课程应设计在成功率为70%~90%的水平上。对情绪不稳定,处于抑郁状态的患者应调整到较容易的课程上。

(二) 传统的言语 - 语言治疗

传统的言语 - 语言治疗(speech and language therapy,SLT)是应用最广泛的治疗方法。SLT的治疗强度(每周≥5h)是疗效的关键。具体治疗内容从听、说、读、写等方面进行说明。

1. **口语表达**　复述称呼(音节、单词、系列语、日常用词等)、动作描述、情景画说明、事物描述、日常生活话题的交谈等。

2. 听理解训练 听理解训练主要治疗方法有:音素语音 - 到字素字母的匹配、音素语音辨别、口语词 - 图片匹配、口语词 - 书面语单词的匹配(押韵干扰或语义干扰)、单词的判断(正确 / 错误)、辅音 + 元音 / 元音 + 辅音的判断(正确 / 错误)、唇读、最小对立体匹配判断、语音识别、内隐听觉疗法、图片命名判断任务等。

3. 阅读训练 相同 / 不同文字匹配、可发音的字母串的直接阅读、触觉 - 动觉单词阅读、书面词汇的口语命名、语义获取训练、运动交叉提示训练、名词的语义分类、名词不规则单词朗读、听觉、视觉认证任务、整词识别等。

4. 书写障碍训练 教授拼写规则、音素 - 字素的对应规则、单词回忆并反复抄写、看图写词、策略性笔记、写作技巧等。

五、代偿手段的利用和训练

重度失语症患不得不借助于代偿手段。但应注意,较多失语症患者的非言语功能也同样受到损害,代偿手段的获得并非易事。

1. 手势语的训练 手势语包括手、头及四肢的动作。对于经过训练已无希望恢复实用性口语能力的失语症患者,可考虑进行手势语的训练。

2. 画图训练 画图训练的优点在于画的图不会瞬间消失,可有充足时间推敲领悟,并可保留以供参照,用画图表达时还可随时添加和变更。此法对重度言语障碍而保留有一定绘画能力的患者可能有效。

3. 交流板 / 交流册的训练和利用 适应于用口语及书写表达困难而保留有文字及图画认识能力的患者。训练内容包括基本词汇的听、辨认、选择;图片、照片、文字、标志的确认;设定交流语境进行提问 - 指图(指字等)的应答训练。

六、新型技术应用

非侵入性脑刺激技术,如经颅磁刺激(transcranial magnetic stimulation,TMS)和经颅直流电刺激(transcranial direct current stimulation,tDCS)可为失语症患者提供辅助治疗。

七、交流时的注意事项

下列内容为家属及周围人与失语症等患者进行交流时的注意事项。

1. 容忍患者的情绪波动。

2. 患者在疲倦或生病时,其听力和理解力比平时差。

3. 尽量减少交谈时的外来噪声。

4. 尽可能面对患者交谈。

5. 尽量用短的语句。

6. 尽量谈论患者眼前关心的具体的事情,避免话题突变。

7. 表达时加上丰富的表情,并辅以手势或借助实物文字等。

8. 当患者不能理解时,不要重复相同的话,最好换一种说法,不要大声反复叫喊。

9. 多提供让患者用"是"或"不是"回答的问题。

10. 给予患者充足的时间表达,允许句间的停顿。

11. 不要强制患者说话或直接纠正错误。

12. 当患者有正确的反应时,应以由衷的喜悦来鼓励和赞许。

(李越秀　卢肖　赵依双)

第五节　脑卒中后认知障碍康复

一、定义

脑卒中后认知障碍(post-stroke cognitive impairment,PSCI)是指在脑卒中这一临床事件后 6 个月内出现达到认知障碍诊断标准的一系列综合征,包括多发性梗死、关键部位梗死、皮质下缺血性梗死和脑出血等脑卒中事件引起的认知障碍,同时也包括脑退行性病变如阿尔茨海默病(Alzheimer disease,AD)在脑卒中后 6 个月内进展引起的认知障碍。具体可表现为结构和视空间功能、记忆力、执行功能、定向力、注意力障碍等,且大多数脑卒中后幸存患者会表现为以上几种损害。认知康复是在对患者脑-行为关系的损害评价和理解基础上,围绕功能展开的治疗性活动体系,通过强化、加强、重建既往已经学会的行为模式,或者建立新的认知活动模式及代偿机制来实现功能性的变化。

二、认知障碍评定

评定原则:制订个体化评定方案,将神经心理量表与病史、查体、实验室检查、神经电生理检查、影像学检查等结合来评定认知干预的效果及预后。常用的有简易精神状态检查量表(mini-mental state examination,MMSE)、蒙特利尔认知评估量表(Montreal cognitive assessment,MoCA)、洛文斯顿作业疗法认知评估量表(Loewenstein occupational therapy cognitive assessment,LOTCA)、画钟试验(clock drawing test,CDT)等。

1. **简易精神状态检查量表**　该量表为用于评估认知功能的简易工具,可筛查痴呆患者、判断认知损伤的严重程度并跟踪记录病情变化情况。MMSE 共有 30 个项目,内容分为六个方面,包括定向力(10 项)、记忆力(6 项)、注意力及计算力(5 项)、语言能力(4 项)、执行能力(4 项)、视空间能力(1 项)。测试时间需 6~7min。对记忆和语言(左侧半球卒中)敏感,对痴呆诊断的灵敏度和特异度较高,但缺乏执行功能的评估,可能对皮质下型痴呆(脑小血管病导致)灵敏度差,对中等教育程度以上的对象来说较简单,对轻度认知损害(mild cognitive impairment,MCI)灵敏度相对差。

2. **蒙特利尔认知评估量表**　对识别 MCI 及痴呆的灵敏度和特异度较高。耗时约 15min。MoCA 评定采用对答及执行方式,融合了画钟试验(clock drawing test,CDT),侧重于评定患者执行能力及视空间组织能力。该表缺点是对于文盲与低教育水平老人的适用性较差。

3. **画钟试验**　是一种非常实用的筛查工具,对顶叶和额叶损害敏感,常用于筛查视空间觉和视构造觉的功能障碍;还可以反映语言理解、短时记忆、数字理解和执行能力。

4. **洛文斯顿作业疗法认知评估量表**　是目前比较系统全面的一种评定量表,共有 26 项,分别为地点定向、时间定向、物品识别、形状辨别、重叠图形识别、物品确认、本体方位、本体与外界位置关系、图片之中位置关系、运动模仿、物品使用、象征性动作、临摹几何图形、复绘二维图形、插孔拼图、彩色积木设计、单色积木设计、碎图复原、绘钟面、物品分类、Riska 无组织图形分类、Riska 有组织图形分类、图片排序 A、图片排序 B、几何图形排序、逻辑问题。分属六个领域：定向（1~2 项）、视知觉（3~6 项）、空间知觉（7~9 项）、动作运用（10~12 项）、视运动组织（13~19 项）和思维运作（20~26 项）；另附加一项，即注意力及专注力（1 项）。1~2 项均计 1~8 分，20~22 项均计 1~5 分，其余项均计 1~4 分，总分 115 分，注意力共 4 分。分值越低，说明认知功能损害程度越大。

5. **其他相关评估**　日常生活活动（activity of daily living，ADL）量表；神经精神科问卷（neuropsychiatric inventory，NPI）；汉密尔顿抑郁量表（Hamilton depression scale，HAMD）；脑卒中后语言障碍常用的检查方法包括波士顿命名测验（Boston naming test，BNT）、词语流畅性测验（verbal fluency test，VFT）、Token 测验、北京医科大学汉语失语成套测验（aphasia battery in Chinese，ABC）和北京医院汉语失语症检查法等。

6. **痴呆的评定**　临床痴呆评定量表（clinical dementia rating，CDR）、Mattis 痴呆评定量表（Mattis dementia rating scale，DRS）。

三、脑卒中后认知障碍的综合干预

（一）对已知危险因素的干预和预防

1. **不可干预的因素**　年龄、性别、种族、遗传因素、教育水平等。

2. **可干预的因素**　高血压，2 型糖尿病，心肌梗死，充血性心力衰竭，心房颤动，脑卒中病史，肥胖，代谢综合征，生活方式如吸烟、饮酒、饮食结构、体力活动等。积极控制血压、血糖、血脂等，戒烟限酒，低盐低脂饮食，改善生活方式，适当活动。

（二）药物治疗

脑卒中后认知障碍缺乏各国指南一致推荐的治疗药物。基于 VaD 和 AD 在神经病理和神经化学机制方面存在一定重叠性，特别是在胆碱能缺失方面。故已经被批准治疗 AD 的两类药物：胆碱酯酶抑制剂（多奈哌齐、加兰他敏、卡巴拉汀等）和非竞争性 N- 甲基 -D- 天冬氨酸受体拮抗剂（美金刚）也可应用于脑卒中后认知障碍的治疗。

（三）康复治疗

认知障碍的康复治疗主要分为两类：基于补偿训练策略如借助辅助电子或非电子设备、编码和检索策略、自我记忆训练；基于直接修复认知训练：如实践练习、记忆训练或基于计算机的针对特定认知域的训练方法等。可从注意力训练、记忆力训练、推理能力训练及针对偏侧空间忽略的训练、家庭认知康复训练等几大方面给予干预。

1. **注意力训练**　可要求患者保持一段时间的注意力并逐渐延长注意时间和内容，例如安排患者看一段录像或电影，听一段录音或学习一项简单技能等。还可应用猜测游戏、删除作业、数目顺序等方法。近年来随着医疗技术的发展，多数治疗手段可在计算机辅助下进行，并以恢复潜在注意功能为主要目的。也有文献报道上肢康复机器人训练对脑卒中注意力障碍患者有改善作用，同时可提高其自理能力。

2. **记忆力训练**　目前针对脑卒中后记忆障碍的康复，治疗手段有常规的联想法、背诵法、取消提示、无错性学习、重复及间隔提取技术等，训练内容以情景记忆训练为主，包括：故事记忆、人脸名字记忆、数字记忆、背诵诗歌歌词、地点回忆等。还可借助外部辅助工具（如记日记、记记号、利用清单及标签、利用地图及闹钟等）、计算机辅助训练、远程认知康复、虚拟现实（virtual reality，VR）技术以及低频重复经颅磁刺激等。

3. **推理训练**　推理训练的目的是提高患者从复杂信息中提取简单意义的能力,并将这些能力运用到生活中。针对推理的研究材料主要包括图形推理和文字推理两部分。图形推理采用几何图形等组合成复杂程度不同的逻辑图片。文字推理主要采用词语或文字叙述材料。鼓励老年患者将推理训练与自己的日常生活联系在一起,如听课、阅读报纸、看电视或参与谈话等。

4. **针对偏侧空间忽略的训练**

(1) 常规康复训练:包括视觉搜索训练、增加环境感觉刺激、生活环境调整、功能代偿训练等。

1) 视觉空间搜索/浏览训练:患者被要求眼睛追踪移动的手指、物体或图像,从右侧向左侧移动。Kerkhoff 等通过改进的视觉注意训练方式(即干预组要求患者以平滑的眼球运动追踪屏幕上沿直线移动的视觉目标)提示患者在干预结束后,生活中的忽略现象有显著改善。

2) 增加环境感觉刺激:对患侧肢体给予各种冷、热、触、振动等感觉刺激等。

3) 生活环境调整:将日常生活常用物品放置在患者忽略侧。家属多于患者忽略侧进行交流、沟通,引导患者向患侧的注意。

4) 功能代偿训练:如阅读时用手指指读、在书的忽略侧做标记等。

(2) 运动训练或干预:包括探索性躯干旋转运动训练、"躯体意识"训练(要求患者在进行平衡和姿势训练时意识到自身的运动状态)和机器人辅助的上肢运动训练等。

(3) 视觉输入信息调控:如利用棱镜影响输入光刺激的偏角等,可显著提高患者在接收正常视觉信息输入时在半侧空间忽略测验上的得分。

(4) 虚拟现实技术:可有效改善脑卒中后偏侧忽略。

(5) 非侵入性脑刺激技术:主要包括重复经颅磁刺激、经颅直流电刺激等。

(6) 镜像疗法:镜像疗法结合常规康复训练可明显改善脑卒中后偏侧忽略的症状。

5. **家庭认知康复训练**　家庭认知康复训练主要以一些娱乐游戏活动如玩纸牌、唱歌、讲故事及模拟等,或者贴近日常生活的动作及活动为主。其中玩纸牌可锻炼患者的计算力、逻辑思维、注意力及专注力等;唱歌、讲故事可锻炼患者的语言能力、记忆力等;模拟生活情境如购物、归类整理等,可锻炼患者的视运动能力、执行能力和解决问题的能力等。

(四) 脑卒中后认知障碍精神行为症状治疗

早期症状多轻微,首选非药物治疗。出现脑卒中后抑郁或情绪不稳的患者推荐使用选择性 5-羟色胺再摄取抑制剂等抗抑郁治疗或心理治疗。抗精神病药物常用于妄想、幻觉、激越、冲动攻击行为等症状的治疗,建议首选非典型抗精神病药物。应遵循谨慎使用、个体化用药、低剂量起始、缓慢加量、非典型首选的原则,尽可能选用心血管不良反应小、锥体外系反应少、镇静作用弱和无肝肾毒性的药物。

(戴培　卢肖)

第六节　脑卒中后继发障碍的康复

脑卒中后偏瘫患者常有肩关节半脱位、痉挛、肩-手综合征、肩痛等继发障碍。因此,发病早期即应采取康复措施,预防继发障碍的发生,对已发生的继发障碍应积极治疗。

一、肩关节半脱位

脑卒中后当处于弛缓性瘫痪期的肩关节周围肌肉瘫痪,肌张力低下,肩关节囊及韧带松弛,加上患肢本身的重量牵拉作用,使肱骨头脱出关节囊,形成肩关节半脱位。肩关节半脱位在脑卒中患者中发生率为 17%~81%,多数在起病 3 个月内发生,较轻的脱位可随着患肢肌张力的增高而有所恢复。

(一) 诊断

视诊可见肩胛带下降,肩胛骨下角较健侧低,可呈翼状肩胛;肩关节向下倾斜;在肩峰与肱骨头之间可摸到凹陷。严格诊断需拍 X 线片确定,病侧肩正位片,肩峰与肱骨头之间的间隙 >14mm;两侧肩正位片相比,病侧上述间隙比健侧 >10mm 或以上。

(二) 治疗

1. **良肢位摆放**　包括患侧卧位、健侧卧位及仰卧位时肩关节的正确摆放,维持肩关节的正常解剖位置,预防肩关节半脱位的发生。

2. 对于严重肌肉无力、有发生肩关节半脱位危险的脑卒中患者,推荐使用电刺激联合传统运动疗法降低肩关节半脱位的发生率,且优于单独使用传统治疗。

3. 手法矫正肩胛骨位置,使肩胛骨充分前屈、上抬、外展等,矫正肩关节关节盂的不良位置。

4. 通过本体感觉促进技术,加强肩关节周围固定肌群的活动,增强三角肌和冈上肌的肌张力。

5. 对于肩关节半脱位患者,建议使用牢固的支撑装置防止恶化。

二、痉挛

痉挛是脑卒中患者回归社区后常见的继发性障碍之一。它实质为速度依赖性的牵张反射亢进,表现为肌张力的增加,常伴有腱反射亢进或肌阵挛等。它与挛缩不同,挛缩是指肌肉、韧带等软组织的长度改变,柔韧性及可动性丧失所致关节僵硬不能活动。痉挛具体康复评价及治疗见本章第二节。

三、肩痛

肩痛在脑卒中社区康复阶段是常见的并发症,发生率为 12%~58%。多有典型的进行性发展的疼痛。轻症患者仅在关节活动的终末感到疼痛,并可准确指出疼痛部位。随着疼痛加重,整个活动范围内都会引起疼痛,尤其是在做上举上肢或肩外展时,并不能准确指出疼痛的部位。

(一) 诊断

目前脑卒中后肩痛诊断尚无统一标准,主要通过详细询问病史、体格检查和相关辅助检查进行诊断。

(二) 治疗

治疗肩痛的运动疗法在于对紊乱的关节结构采用正确的运动方法。一般都能取得较满意的效果。

1. **早期症状**　突然产生疼痛后,应尽早治疗。活动上肢之前,要活动肩胛骨及做躯干旋转运动,指导患者按正确方法做健侧上肢带动患侧上肢的运动,保持良好的肢位并按正确的方法做转移、穿衣动作及辅助步行等。

2. 较重症状可采取　①床上体位:为使肩胛骨能自由活动,应取侧卧位。先从仰卧位转至 1/4 患侧或健侧卧位,持续约 15min 再恢复原卧位,逐步延长侧卧位时间,用几天时间达到完全侧卧位;②活动训练:从患侧上肢近端部分开始活动肩及肩胛骨。

3. 肩部活动训练方法

(1) 肩胛骨的被动活动及患侧负重训练。

(2) 患者取坐位,平举双手,身体前倾摸自己的脚,治疗师于患者前方,双手放在患者肩胛骨上带动这一动作。

(3) 患者取坐位,双手叉握,放在前方的大球上,身体前倾推动大球离开双膝,然后使球返回。该动作既有屈髋运动,也有肩关节屈曲运动。

(4) 患者坐于桌前,双手叉握放于一块毛巾上,尽量向前推,由躯干的运动带动肩关节的运动。

(5) 体位变换,从仰卧位转至患侧卧位,以抑制躯干及患侧上肢痉挛。治疗师要保护患肩。

除运动疗法外,对肩痛还可使用口服镇痛药、局部止痛药、局部封闭等药物治疗,也可采用红外照射、微波治疗等物理疗法。

四、肩 - 手综合征

肩 - 手综合征,又称反射性交感神经营养不良综合征。是脑血管病常见的并发症,该并发症的出现严重影响患侧上肢功能的恢复。较典型的表现是疼痛、感觉异常、血管功能障碍、水肿、出汗异常、营养障碍、皮温升高,消肿后手部肌萎缩,甚至挛缩畸形。

(一) 分期

1. 第Ⅰ期(又称早期)　肩部疼痛,可为自发痛或活动时疼痛,运动受限。患者的手很快变得肿胀,并且关节活动明显受限。水肿以手背部最显著,皮肤褶皱消失,水肿在近端多刚好达腕关节部。手的颜色发生变化,呈粉红色或紫色,患手皮温较健侧高,有时潮湿。指甲变得比健侧更白或更不透明。通常可感到腕部不能被动旋后、背屈。当试图增加被动活动范围时,可感到腕背面疼痛。

2. 第Ⅱ期(又称后期)　肩、手自发痛和手肿胀消失,皮肤萎缩,手部肌萎缩逐渐加重。手指的关节活动受限越来越明显。此期持续 3~6 个月,如不进行适当治疗则转入第Ⅲ期。

3. 第Ⅲ期(又称后遗症期)　皮肤、肌萎缩更加明显。手指完全挛缩,形成一种典型的畸形,患手的运动永久丧失。腕关节掌屈并向尺侧偏屈,背屈受限。腕骨突起较硬且更明显。前臂旋后严重受限。掌指关节不能屈曲,可轻微外展。拇指和示指之间的蹼缩短并失去弹性。近端和远端指间关节固定于轻度屈曲位,不能进一步屈曲。手掌扁平,大小鱼际明显萎缩。

(二) 治疗

1. 放置　在卧位时,患侧上肢可适当抬高;在坐位时,把患侧上肢放在前面的小桌子上并使腕部轻度背屈,有利于静脉和淋巴回流。

2. 避免腕部屈曲　为了改善静脉回流,在 24h 内维持腕关节于背屈位是非常重要的。可用石膏制的一种尖向上翘的小夹板放于掌侧,夹板的远端达手掌横纹以下,并且从第 1~5

掌指关节适当地向下倾斜,以免限制掌指关节的屈曲。

3. 向心性加压缠绕 治疗师用一根粗约 1~2mm 的长线,从远端到近端,先缠绕拇指,然后再缠绕其他每个手指,最后缠绕手掌和手背,一直到恰好在腕关节以上。缠绕时,先做一个可以拉开的小线圈,套在指甲根部水平,然后治疗师用力紧密而快速地缠绕,直到腕关节以上,随后立即拉开线圈的游离端除去绕线。本方法可暂时地减轻水肿。

4. 冷疗 有止痛、解痉及消肿的效果。消肿可能与寒冷引起局部血管收缩有关。冷水浸泡患手 30min 为宜。较长时间冷疗,因反射性地血管收缩后扩张,反而会使水肿加重,应避免。

5. 主动活动 在可能的情况下,治疗中完成的活动应是主动的而不是被动的,因为肌肉的收缩可提供最好的减轻水肿的泵活动。在肩胛骨活动之后,可在上肢上举的情况下进行活动。刺激患侧上肢功能恢复的任何活动均可利用,尤其是那些需要抓握的活动。

6. 被动运动 患侧上肢的被动运动可防止肩痛,维持各个关节的活动度,纠正前臂旋前促使旋后功能的恢复,但这些活动应非常轻柔,以不产生疼痛为度。所有活动均可在患者仰卧、患侧上肢上举,以利于增加静脉回流的情况下进行。

7. 其他 星状交感神经节阻滞对早期肩 - 手综合征多有效。类固醇制剂口服或肩关节腔及腱鞘注射对肩痛有较好的效果,可减轻局部的炎症反应。抗高血压药物盐酸苯氧苄胺、胍乙啶及羟基清除剂二甲基亚砜等有效。严重肿胀者可间断使用利尿剂。消炎镇痛药物多无效。

8. 手术 行掌指关节掌侧的腱鞘切开或侧切手术,患侧手指痛消失,肩关节痛也可减轻或消失。

五、骨质疏松症

骨质疏松症是以骨量减少,骨组织显微结构改变,骨的力学性能下降和骨折危险程度增加为特征的疾病。临床康复中骨质疏松症较常见于:截瘫、偏瘫、脊髓灰质炎后遗症及骨折后肢体、截肢后残肢等。1989 年 WHO 明确提出防治骨质疏松症的三大原则是补钙、运动疗法和饮食调节。

不论何种疾病,只要是迫使患者长期卧床就会造成骨矿物质丢失,引起骨质疏松症。卧床时间越长,肢体运动功能越差,引起骨质疏松的程度就越严重。因此对长期卧床患者一定要重视早期康复问题,患者应加强上下肢的主动和被动运动训练,以减少骨矿物质的丢失。

(一) 临床表现

1. 疼痛 腰背部疼痛是骨质疏松症患者最常见的症状,肩关节疼痛和足跟痛较为常见。

2. 身长缩短、驼背 坐高与身长的比例缩小是骨质疏松症的特点之一。

3. 骨折 骨质疏松症患者的一个重要表现是骨质疏松症骨折,其特点是无外力或轻度的外力作用下均可能发生骨折;骨折好发于胸腰椎、桡骨远端和股骨近端。股骨颈及股骨粗隆间骨折是骨质疏松症骨折中症状最重、治疗最困难的一种,预后欠佳。由于股骨颈骨折的不愈合及股骨头缺血性坏死,故致残率较高。

(二) 治疗

1. 脑卒中患者定期进行骨密度测定,对骨质疏松的预防及治疗有很大帮助,早期床边康复训练 4 周以上的骨质疏松症患者在进行负重练习前,应再次评价骨密度。

2. 饮食疗法　①均衡饮食;②进食足够富含钙质的食物;③从食物吸取充足维生素 D,或多晒太阳,促进维生素 D 的合成。

3. 药物疗法　①抑制骨吸收的药物;②增加骨量的药物;③改善骨质量的药物。

4. 物理疗法　①主动运动训练:肌肉收缩训练;腰背肌训练;关节活动度的训练;作业疗法;坐立及负重训练;步行训练。②被动运动训练:主要是进行被动的关节训练。物理疗法不仅可以防止关节挛缩、畸形,还对预防骨质疏松有利。

六、挛缩

挛缩(contracture)是指关节僵硬不能活动的状态。其是因肌肉、韧带等软组织的长度改变,柔韧性及可动性丧失所致,是脑卒中患者常见的失用表现之一。

(一) 主要表现

挛缩明显的,会影响患者的功能和能力,不利于清洁与护理,引起疼痛不适等。严重的挛缩治疗困难,应该早期预防。关节挛缩的主要原因是关节不活动或活动范围不充分,意识障碍、年老体弱、局部炎症、循环障碍、外伤、水肿等,尤其是痉挛的促发因素。

(二) 治疗

1. **抗痉挛体位与体位变换**　采取抗痉挛体位以预防痉挛引起异常肢位和关节挛缩,长期处于一种体位易出现挛缩,故应不断变换体位。床太软时臀部下陷,易使髋关节呈屈曲位,应避免。为防止髋关节屈曲挛缩,可行桥式运动。尽早下床活动,可防止踝关节等挛缩。

2. **保持正常的关节活动范围。**

3. **牵拉**　牵拉是治疗关节挛缩最常用的手段。如手法牵拉、夹板(如上肢充气夹板)、起站平台(如足尖内翻时)、重物牵拉等。

4. **支具**　对足尖内翻者可试用短下肢支具。轻度踝关节挛缩伴明显痉挛而出现尖足内翻者应用短下肢支具后多可恢复步行能力。部分尖足患者可试用坡底鞋,常使部分患者能站立、行走。

5. **手术**　对上述方法效果不明显者,可行手术治疗。如针对髋关节内收挛缩的内收肌切除术,针对尖足内翻的肌腱移行术及跟腱延长术,针对肩关节挛缩的肩关节松解术等。

七、臂丛神经损伤

臂丛神经损伤是脑卒中偏瘫患者少见的并发症。多见于软瘫期,尤其是伴有肩关节半脱位者,其可能是肩痛的原因之一。脑卒中患者的臂丛神经损伤可能与肩关节半脱位、受压、牵拉等有关。不适当的上肢摆放姿势及上肢受到牵拉使其受到嵌压或牵拉损伤。

康复治疗的目的是防止肌萎缩与关节挛缩,促进神经再生与功能恢复,改善肌力、耐力及感觉功能。

1. **促进神经功能恢复**　包括应用神经营养药物,局部理疗,对不能自行修复的神经进行手术修复等。

2. **防止肌萎缩及关节挛缩**　利用电刺激、肌电生物反馈,主动、助力和抗阻运动,局部按摩等防治萎缩,促进肌肉功能恢复。保持良好体位及尽早进行主动或被动运动,佩戴支具等。

3. **感觉功能训练**　对有感觉功能障碍者,浅感觉障碍训练用痛触觉刺激、冷热刺激或通过触摸、抓握物品等进行训练。深感觉障碍训练须将感觉训练与运动训练结合起来,如在训练中对关节进行挤压、负重;充分利用健肢引导患肢做出正确的动作并获得自身体会。感觉刺激的强度逐渐从强到弱,要求患者两侧比较体验。

4. **作业治疗及日常生活活动训练**　根据肌力及耐力的情况,进行相应的作业治疗,如泥塑、编织、木工、打字等,随着肌肉功能的改善逐渐增加作业的程度、强度和时间。根据ADL状况进行相应的训练。

八、异位骨化

异位骨化(heterotopic ossification)又称骨化性肌炎,是指在通常无骨组织的部位形成了骨组织,多见于软组织中。脑卒中患者的异位骨化发生率较截瘫患者低。可造成不同程度的关节活动受限及疼痛。发病机制尚不十分清楚,可能是局部小损伤、少量出血和血液循环不良等,造成局部肌腱、韧带和肌肉的变性坏死和炎性增生,最后化生为骨组织。异位骨化的好发部位依次为髋关节、膝关节、肩关节和肘关节。

（一）临床表现

一般在发病数月后产生。局部多有炎症反应、疼痛和关节活动受限,可伴全身低热。局部软组织内可触及质地较硬的团块。影响日常生活活动、功能训练及护理。

（二）治疗

1. **手术**　如果瘫痪肢体关节挛缩且处于不良肢位,不能进行康复训练并难以护理,则需行手术治疗。

2. **药物**　本病在未骨化前的软组织炎症阶段,应积极采取非创伤性的综合治疗,以抑制其骨化。骨化后用乙羟基双亚磷酸氢钠[10mg/(kg·d)]治疗以阻止其发展。其能抑制急性期异位骨化的发展。对稳定期的病变作用不显著,而对抑制手术部位的重新骨化则效果显著。

九、失用综合征

失用综合征是指长期卧床不活动引起的以全身系统的生理功能慢性衰退为特征的症候群。常见的有消瘦、便秘、肌萎缩、骨质疏松、挛缩、压疮、反复肺部及泌尿系统感染、体位性低血压、下肢深静脉血栓、疼痛等。

1. **诊断**　失用综合征为全身系统的症候群,临床表现各种各样。比如:失用性肌萎缩表现为肌力下降,肌耐力下降及肌容积减少等;关节挛缩初期表现为关节不活动或活动范围不充分;后期表现为关节僵直固定状态,关节周围肌肉、韧带、关节囊等软组织缩短,韧性丧失等;压疮则是长期卧床、营养缺乏、低蛋白血症等情况下皮肤黏膜受到压迫或剪切压力而形成的皮肤溃疡。

2. **治疗**　在社区康复阶段,通过积极的康复训练,可以预防大多数失用综合征。一旦出现失用综合征,通过康复训练,大部分症状也可以减轻或消失。社区康复中昏迷者可以定期变换体位、定期翻身拍背。神志清楚者以早期增强生活自理能力和回归家庭生活为目标进行康复训练,都能有效预防失用综合征。

（胡安明　周石青）

第七节　脑卒中后生活自理能力康复

一、概念

日常生活活动(activities of daily living, ADL)是指人们为了维持生存及适应生存环境而每天必须反复进行的、最基本的、具有共同性的身体活动,即进行衣食住行及个人卫生等的基本动作及技巧。ADL 训练是以改善或恢复这些活动能力为目的的一系列有针对性的训练。

二、分类

ADL 分为躯体的日常生活活动(physical activities of daily living, PADL)或基本的日常生活活动(basic activities of daily living, BADL)及复杂性或工具性日常生活活动(instrumental activities of daily living, IADL)两个方面。

三、内容

ADL 指在照顾自己身体的活动,包括以下行为。

1. **沐浴、淋浴**　获取和使用用品;皂洗、冲洗和干燥身体部位;保持洗澡位置;转移到洗浴位置。

2. **肛门和膀胱管理**　包括完全有意控制肛门和膀胱,并在必要时使用设备或药剂进行膀胱控制。

3. **穿着**　选择适合一天中时间、天气和场合的服装和配件;从储存区获取衣物;以顺序方式穿衣和脱衣;紧固和调整衣服和鞋子;应用和移除个人装置、假肢或矫形器。

4. **饮食**　能够保持和操纵口腔中的食物/液体,并吞咽。

5. **喂养**　设计、安排和将食物或液体从盘子或杯子带到口中的过程。

6. **功能性移动**　从一个位置或地点移动到另一个位置(在日常活动期间),例如床上移动,轮椅移动,转移(轮椅,床,汽车,浴缸,卫生间,浴缸/淋浴,椅子,地板)。执行功能性移动和运输对象。

7. **个人设备护理**　使用、清洁和维护个人护理用品,如助听器、眼镜、矫形器、假肢、自适应设备以及避孕和性用品。

8. **个人卫生和美容**　获取和使用用品;去除体毛(使用剃须刀、镊子、乳液等);涂抹和去除化妆品;洗涤,干燥,梳理,定型,刷涂和修剪头发;照顾手/脚指甲;照顾皮肤、耳朵、眼睛和鼻子;使用除臭剂;清洁口腔;刷牙和利用牙线清洁牙齿;移除、清洁和重新插入牙科矫形器和假肢。

9. **性活动**　参与促进性满足的活动。

10. **睡眠/休息**。

11. **个人卫生**　获取和使用用品;服装管理;出入厕所;清洁身体;照顾月经和个人需要(包括导管、结肠造口术和栓剂管理)。

四、常用的日常生活活动量表

常用的 ADL 量表有 Barthel 指数、改良 Barthel 指数、Katz 指数、修订的 Kenny 自理评价、PULSES（P：physical test，身体状况测试；U：upper limb test，上肢功能测试；L：lower limb test，下肢功能测试；S：sensate test，感觉功能测试；E：excretive test，排泄功能测试；S：social mental statetest，社会心理状况测试）及功能独立性评定量表（functional independence measurement，FIM）等，其中 Barthel 指数评价及改良指数评定均经过信度效度检验，简单，可信度高，灵敏度也高。可以用来评价治疗前后的功能状况，可以预测治疗效果、住院时间及预后，推荐广泛应用（I 级证据，A 级推荐）。

五、方法

活动分析方法是进行作业治疗评价、制定治疗目标、实施有效治疗的基础。活动分析（activity analysis）是对一项活动的基本组成成分以及患者能够完成该活动所应具备的功能水平的一个认识过程。日常生活活动训练中的活动分析是将每一项 ADL 活动分解成若干个动作成分，进行有针对性的训练，然后再组合成一个完整的动作，并在生活实践中加以应用。

作业活动分析包括一般分析和限定分析。根据作业目标，选择作业活动。本节主要介绍脑卒中后一侧上肢或一侧躯体障碍的日常活动的动作分析，介绍一些 ADL 训练中的活动分析内容及方法，以及如何利用活动分析进行 ADL 训练。

（一）穿衣

1. **穿 / 脱上衣**　要求患者坐在有靠背的椅子或轮椅上，坐位平衡较好的患者可坐在床边完成。在穿衣训练前，治疗时应分析与评估患者的坐位平衡能力和认知功能。

（1）穿开襟上衣：①患者将上衣里面朝外，衣领向上置于其膝上；②使用健手抓住并露出里面的袖口，之后把患手穿进相应的袖口；③将上衣沿患侧上肢向上拉至健侧肩颈部，使用健手把衣领从患侧拉到健侧时，患者可用牙咬住衣领的另一端；④把健侧手和上肢穿进衣袖，用健手抓住上衣后襟将其拉开展平；⑤整理上衣使纽扣对准扣眼，用健侧拇指撑开扣眼系上纽扣（图 14-4）。

（2）脱开襟上衣：①解开纽扣；②先将患侧上衣脱到患肩下，然后将健侧脱到健肩下；③将健侧上肢和手脱出衣袖；④当健侧手脱出后，患者方可容易脱下患侧衣袖。

2. **穿 / 脱裤子**　现介绍坐位下穿脱裤子，适用于有好的坐位平衡能力的患者，能够独立完成卧 - 坐转移，但在无支撑情况下，不能独自站立。

（1）穿裤子：①坐在稳定的轮椅上，把裤子放在健手容易拿到的地方，教患者通过抓住其患侧小腿使其交叉放置于健侧大腿上，将患侧裤腿穿到患腿脚踝，如果可能，应拉到膝上防止其滑下；②将交叉的患腿再次放到地板上，把健腿裤子穿上；③让患者通过坐卧转移，躺到床上，并尽可能将患侧裤子拉到大腿以上，之后通过桥式运动或转身将臀部离开床面，把健侧裤子拉到腰上（图 14-5）。

（2）脱裤子：①通过倾斜身体或将躯干从一侧向另一侧旋转使臀部离开座位快速将裤子脱到臀部以下；②先脱健侧然后用健足蹬下患侧裤子，或者用健足踩住裤脚，健手拉起患腿先脱掉患侧，再脱掉健侧。

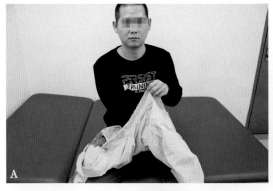
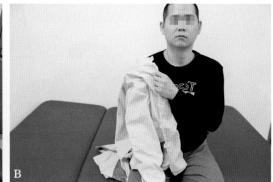
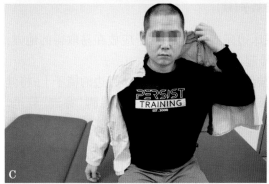
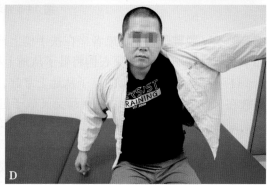
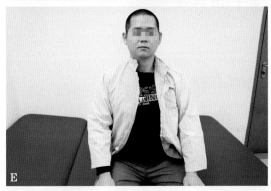

图 14-4　穿开襟上衣

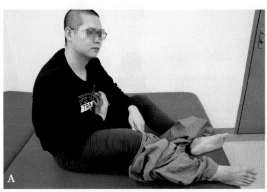
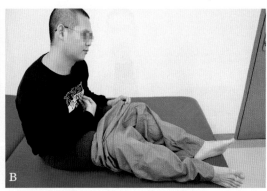

图 14-5　穿裤子

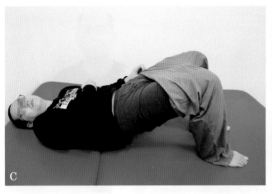
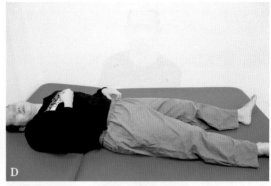

图 14-5 穿裤子（续）

3. 穿/脱鞋子 要求患者坐在扶手椅上或床边完成此动作，鞋子应放在易取得的地方，如果有需要，可采用长柄穿衣钩将鞋子从地上捡起。

（1）穿鞋子：①把患脚的鞋子从地上拿起，鞋面向下放在床上或身体旁边的椅子上；将健腿放在身体的正中线，将患腿提起交叉放于健腿上；②拉开鞋面部分，将患脚"穿进"鞋里，特别要当心小趾，然后穿脚掌，再用健侧手指钩上鞋跟；③用健手系上鞋带或粘上魔术贴，最后放下交叉的患腿（图 14-6）。

（2）脱鞋子：解开鞋带或拉开魔术贴，弯腰用健手帮助将患腿交叉于健腿上脱掉患脚上的鞋子，或者用健足蹬掉患足鞋跟再用健手脱下鞋子（图 14-7）。

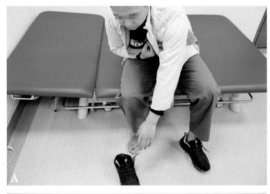
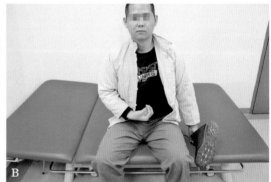
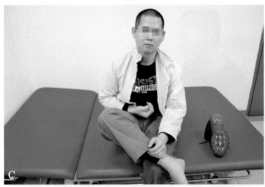
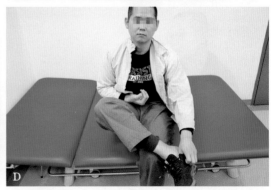

图 14-6 穿鞋子

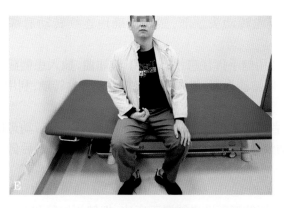

图 14-6　穿鞋子(续)

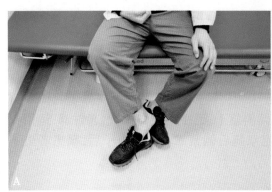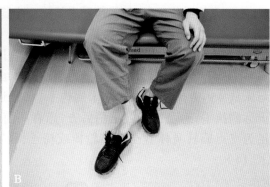

图 14-7　脱鞋子

(二) 修饰

一般包括梳头、洗脸和口腔卫生(刷牙、漱口)。脑卒中患者仅用一只手或一侧肢体就可以完成个人卫生和修饰。如果合适,鼓励使用双手进行,用患侧手提供帮助。

(三) 进食

要求最好有稳定的坐位,并且在头颈部有良好支撑的体位下完成进食,因为对称的直立坐姿有助于患者的吞咽;食物应放在患者面前一个稳定的台面上;建议在进食或饮水前对患者做详细的吞咽评估,以了解患者在进食过程中是否发生呛咳。

(四) 大小便管理

患者可通过使用便盆、坐厕椅、如厕转移来完成这项活动。使用便盆需在桥式运动下脱裤子;用坐厕椅需先完成床椅转移,然后脱裤子;如厕转移要求患者能够独立完成卧 - 坐转移,并且能够独立或在帮助下行走或驱动轮椅至少 5m。如果需要,患者能够设法打开和关上厕所的门,同时进行一定的环境改造。例如,厕所里面应安装扶手,降低或拆除门槛等。

(五) 洗澡

洗澡是一项复杂的 ADL 活动,它需要较高的坐位平衡能力,同时浴室里湿滑的环境将大大增加患者的跌倒风险。洗澡活动及动作分析可根据所提供的设施及个人习惯而变化。

(六) 转移活动训练

1. **床上翻身**　患者通常先学习向患侧翻身,患侧翻向健侧更容易。无论转向患侧或健侧,整个活动都应先转动头颈部,然后正确地连续转动肩部和上肢、躯干、骨盆及下肢。

(1) 健侧翻身:患者用健手握住患手,健侧下肢屈曲,插入患侧腿下方;健侧上肢带动患侧来回摆动;屈颈向健侧转动头部,依靠躯干旋转带动骨盆转动;利用健侧伸膝动作,完成健侧翻身。

(2) 患侧翻身:患者用健手握住患手,屈髋屈膝;健侧上肢带动患侧来回摆动;屈颈向患侧转动头部,利用摆动惯性旋转躯干,完成肩胛带、骨盆转向;最后健腿跨过患腿,完成患侧翻身。

2. 卧 - 坐转移

(1) 健侧卧位坐起:用健腿帮助患腿置于床边;把健侧肩膀和上肢移到身体下,通过外展和伸直健侧上肢从卧位撑起;移动躯干到直立坐位,在直立坐位下保持平衡。

(2) 患侧卧位坐起:健腿帮助患腿将双小腿置于床边;用健手和上肢支撑坐起;移动躯干到直立坐位,在直立坐位下保持平衡。

3. 床 - 椅转移　以 45°床椅转移最为常用。

(1) 床 - 椅直接转移:患者坐于床边,双足平放于地面上,轮椅或椅子置于患者健侧,与床成 45°角,制动,卸下近床侧扶手,移开近床侧脚踏板;患者用健手支撑于轮椅或椅子远侧扶手,患足位于健足稍后方;患者向前倾斜躯干,健手用力支撑,抬起臀部,运用双足为支点旋转身体直至背靠轮椅或椅子;确定双腿后侧紧靠轮椅或椅子后,嘱患者坐下(图 14-8)。

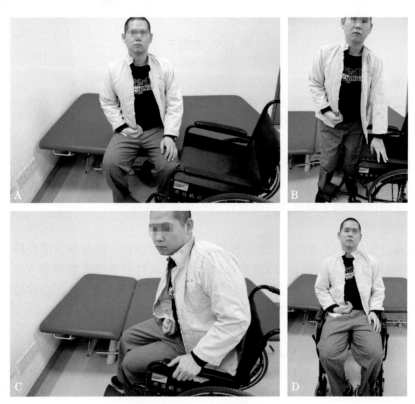

图 14-8　轮椅转移

（2）滑动转移：适用于双下肢能够负重但站位平衡欠佳的患者。椅子紧放在患者健侧，床和椅子高度相当，去掉椅子上的扶手；用健腿的足背钩住患腿足跟，用健侧上肢支撑床边，臀部稍抬离床面，沿着床滑向椅子，当滑到紧邻床边的椅子时，不要再勾患腿；然后用健手扶住椅子的另一边，稍抬高臀部，从床滑到椅子，最后调整坐姿。

4. 坐站转移　患者坐于床边，双足分开，与肩同宽，双足平放于地面上；运用 Bobath 握手，双手指向地面，躯干向前倾斜；双膝前移超过足尖，臀部抬离床面，使患侧下肢充分负重；双脚用力，伸髋、伸膝站起，躯干挺直，双手分开，自然垂于体侧。

六、其他

作业治疗师在训练过程中为了确保患者出院后能尽可能地发挥其功能，通常需要对照顾者进行康复后期的教育和培训。作业治疗师的干预措施包括家庭改造、辅助技术培训和制定轮椅处方（手动或电动），从而提高患者的生活质量，以及增加其生活独立性。

家庭改造包括家里所有房间、坡道、轮椅、电梯以及楼梯的无障碍设计。辅助技术包括环境控制设备、增强通信和计算机访问设备。作业治疗师需要评估患者的活动范围、力量、协调、认知状态等，并根据需要与供应商合作，选择最合适的辅助设备，完善设备设置，并进行培训以确保设备能被患者所使用。

通常脑卒中后恢复者的首要目标是社区活动能力，并且有很多人希望能够恢复驾驶技能。作业治疗师可以对患者进行驾驶前检查和驾驶能力评估，包括在道路评估之前的肢体运动功能、认知和视觉感知评估。道路评估涉及驾驶的所有方面，如停车、变换车道、掉头，以及反应时间，同时需要具备遵守交通规则的能力。辅助设备包括为只能使用一只手或上肢随意运动受限的人提供一个旋转按钮，为右腿功能减弱的患者提供左脚加速器等。作业治疗师还会与患者及其家属一起商量可替代的交通工具和社区活动的方法，如乘坐便车，家人或朋友帮助，或使用先进的运输系统等。

（洪楚奕　于春洋）

参 考 文 献

［1］詹青，王丽菁 . 2016 AHA/ASA 成人脑卒中康复治疗指南解读 2016 AHA/ASA 成人脑卒中康复治疗指南解读［J］. 神经病学与神经康复学杂志，2017，13（1）：1-9.

［2］王拥军，赵性泉，王少石，等 . 卒中患者吞咽障碍和营养管理的中国专家共识［J］. 中国卒中杂志，2013，8（12）：973-983.

［3］窦祖林，郭铁成，唐志明，等 . 中国吞咽障碍评估与治疗专家共识（2017 版）［J］. 中华物理医学与康复杂志，2017，39（12）：881-887.

［4］安德连，窦祖林，卫小梅，等 . 容积 - 黏度测试在老年吞咽障碍患者中的应用［J］. 实用临床护理学电子杂志，2018，3（29）：2，14.

［5］倪莹莹，王首红，宋为群，等 . 神经重症康复中国专家共识（上）［J］. 中国康复医学杂志，2018，33（1）：7-14.

［6］刘雪云 . 卒中后失语症语言康复机制和治疗研究进展［J］. 中国康复理论与实践，2018，24（8）：884-886.

［7］中国卒中学会 . 卒中后认知障碍管理专家委员会 . 卒中后认知障碍管理专家共识［J］. 中国卒中杂志，2017，12（6）：519-531.

［8］韩波 . 上肢康复机器人训练对脑卒中注意力障碍患者生活自理能力的影响分析［J］. 临床医药文献电子杂志，2018，5（80）：40.

［9］温鸿源，李力强，龙洁珍，等 . 3D 虚拟现实技术对脑卒中记忆功能障碍患者疗效及 1H-MRS 的影响［J］.

中国老年学杂志,2017,37(1):100-102.

［10］陈佩顺,丘卫红.脑卒中后肩关节半脱位的康复治疗进展[J].神经损伤与功能重建,2018,13(1):23-25.

［11］王永慧,杨广军,董磊.经颅磁刺激对脑卒中后单侧空间忽略患者运动功能康复的作用[J].医学临床研究,2014,31(5):876-878.

［12］侯红,吴玉霞,王彤.镜像治疗对脑卒中偏侧忽略症改善的疗效观察[J].中国康复,2018,33(4):283-285.

［13］KRAFT G H,FITTS S S,HAMMOND M C. Techniques to improve function of the arm band in chronic hemiplegia [J]. Arch Phys Med Rehabil,1992,73(3):220-227.

［14］HATEM S M,SAUSSEZ G,DELLA FAILLE M,et al. Rehabilitation of motor function after stroke:A multiple systematic review focused on techniques to stimulate upper extremity recovery [J]. Front Hum Neurosci,2016,10(88):442.

［15］QI L,HAN Z,ZHOU Y,et al. Dynamic scalp acupuncture combined with PNF therapy for upper limb motor impairment in ischemic stroke spastic hemiplegia [J]. Zhongguo Zhen Jiu,2018,38(3):234-238.

［16］NATALIYA S,ITSHAK M,SIMONA B H. Parameters and measures in assessment of motor learning in neurorehabilitation:a systematic review of the literature [J]. Front Hum Neurosci,2017,11:82.

［17］ZHANG L,XING G,FAN Y,et al. Short- and long-term effects of repetitive transcranial magnetic stimulation on upper limbmotor function after stroke:a systematic review and meta-analysis[J].Clin Rehabil,2017,31(9):1137-1153.

［18］ELSNER B,KUGLER J,POHL M,et al. Transcranial direct current stimulation(tDCS)for improving activities of daily living,and physical and cognitive functioning in people after stroke [J]. Cochrane Database Syst Rev,2016,21(3):CD009645.

［19］YAMATO T P,POMPEU J E,POMPEU S M,et al. Virtual reality for stroke rehabilitation [J]. Phys Ther,2016,2(9):20-21.

［20］YUE Z,ZHANG X,WANG J. Hand rehabilitation robotics on poststroke motor recovery [J]. Behav Neurol,2017,2017(3):1-20.

［21］SAKAMOTO T,HORIUCHI A,MAKINO T,et al. Determination of the cut-off score of an endoscopic scoring method to predict whether elderly patients with dysphagia can eat pureed diets [J]. World J Gastrointest Endosc,2016,8(6):288-294.

［22］INAMOTO Y,SAITOH E,ITO Y,et al. The mendelsohn maneuver and its effects on swallowing:kinematic analysis in three dimensions using dynamic area detector CT [J]. Dysphagia,2018,33(4):419-430.

［23］FICEK BN,WANG Z,ZHAO Y,et al. The effect of tDCS on functional connectivity in primary progressive aphasia [J]. Neuroimage Clin,2018,(19):703-715.

［24］HEIKKINEN P H,PULVERMÜLLER F,MÄKELÄ J P,et al. Combining rTMS with intensive language-action therapy in chronic aphasia:a randomized controlled trial [J]. Front Neurosci,2019,12(2):1036.

［25］LORCA-PULS D L,GAJARDO-VIDAL A,SEGHIER M L,et al. Using transcranial magnetic stimulation of the undamaged brain to identify lesion sites that predict language outcome after stroke [J]. Brain,2017,140(6):1729-1742.

［26］BANG D H,NOH H J,CHO H S. Effects of body awareness training on mild visuospatial "neglect in patients with acute stroke:a pilot randomized controlled trial [J]. J Phys Ther Sci,2015,27(4):1191-1193.

［27］DE LUCA R,LO BUONO V,LEO A,et al. Use of virtual reality in improving poststroke neglect:Promising neuropsychological and neurophysiological findings from a case study [J]. Appl Neuropsychol Adult,2019,26(1):96-100.

［28］DE LUCA R,LO BUONO V,LEO A,et al. Use of virtual reality in improving poststroke neglect:Promising neuropsychological and neurophysiological findings from a case study [J]. Appl Neuropsychol Adult,2019,

26(1):96-100.

［29］FRANZBLAU L E,SHAUVER M J,CHUNG K C. Patient satisfaction and self-reported outcomes after complete brachial plexus avulsion injury［J］. J Hand Surg Am,2014,39(5):948-955.

［30］RANGANATHAN K,LODER S,AGARWAL S,et al. Heterotopic ossification:basic-science principles and clinical correlates［J］. J Bone Joint Surg Am,2015,97(13):1101-1111.

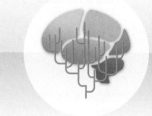

第十五章

脑卒中患者的社区护理

第一节　脑卒中患者社区急救护理

一、脑卒中患者社区急救护理的目的

1. 早期识别出急性脑卒中患者,尤其是尚处于溶栓时间窗内的脑梗死患者,要尽全力协助患者在时间窗之内到达附近能够进行溶栓治疗的卒中中心,以期改善患者预后。

2. 对于病情危重需要进入 NICU 治疗的患者、病情进展加重超出本社区医院处置能力的患者或因其他原因需要转诊的患者,应协助家属做好转诊工作。并完善患者转诊之前的护理记录,以便上级医院参考。对于经医师确认需要转诊的患者,立即联系 120 或 999 转诊。

3. 对于决定在本社区医院继续治疗的脑卒中患者,要协助医师完成诊疗过程。

二、脑卒中患者社区急救应急护理措施

1. **创建高效的接诊机制**　社区医院需准备好脑卒中急救必要的仪器和药物,相关辅助科室值班医师做好准备工作。对自行来院的急诊患者,一旦高度怀疑脑卒中,即询问患者或者求助者有无口角歪斜、上肢无力、言语异常,若存在上述三项中的任何一项,则可考虑为脑卒中急性期;随后,应用 NIHSS 评分评估患者病情,完成院前急救的初步诊断工作。根据病情需要,将患者安置在抢救室、急诊脑卒中病房或急诊 ICU。保证病室环境安静,各种急救仪器、物品、药品呈完好备用状态。

2. **快速完成各项化验检查**　脑卒中患者大多具有起病急、变化快的特点,其各项生化指标的变化对于后期的治疗有很大参考价值。因此,患者到达社区医院后,应立即完成血常规和快速血糖的检查,建立静脉通道。

3. **再次评估病情**　完成上述操作之后,应再次进行病情评估,观察患者有无突发症状,

检测患者是否存在颈动脉系统、椎动脉系统病变的常见症状,观察其有无语言功能障碍、偏身麻木、头晕、意识障碍等,是否存在头胀痛、抽搐、外伤出血、消化道出血等合并症状。为医师展开进一步治疗提供帮助。

4. 重症患者护理　加强病情观察,监测生命体征及时发现颅内高压、脑疝等并发症。有通气困难的患者,留置口咽通气道,侧卧位,防止呕吐造成误吸。保证床铺柔软或使用气垫床,加强皮肤护理,防止压力性损伤的发生。

5. 吞咽困难护理　吞咽困难是急性脑卒中最常见的并发症,而早期由于患者未忘记自己的吞咽习惯,吞咽肌群也未发生失用性萎缩,急诊护士应指导患者对吞咽功能的各个部位进行训练。让吞咽困难患者及家属采取改变食物性状、增加咀嚼次数、时间、抬高床头或暂时管饲等措施,以减少吸入性肺炎的发生。急性昏迷患者发病后,为避免误吸导致的吸入性肺炎,48h 内不能喂食,需严密观察病情变化。

三、脑卒中患者社区急救一般护理措施

(一)早期心理干预

1. 对患者的心理干预　许多刚到急诊的患者尚未适应突发疾病的严重后果,很难面对现实。这时急诊护士应主动迎接患者,沉着稳定处置,快速采取各项治疗护理措施,重视患者的主诉,陪伴在患者身边,使其增强安全感。适时向患者解释病情,及时告知急诊化验检查的结果,指导患者学会身心放松和深呼吸等方法,以缓解其焦虑心理。

2. 对患者家属的心理干预　刚到急诊的家属对于目前的医疗过程缺乏必要的心理准备,会出现不同程度的焦虑、无助等表现,此时急诊护士应该根据不同家属的实际情况给予必要的帮助和指导,减轻家属的各种身体和心理负荷。

(二)早期肢体康复

研究证实,及时、有效地康复护理训练能促进中枢神经系统受损结构或功能代偿和重组,能有效降低脑卒中患者的残障率。因此,急诊护士在抢救生命的同时必须注意早期肢体康复干预,使患者能得到早期、24h 连续的康复干预。详情见第十四章社区康复。

(三)早期认知功能护理

认知功能训练主要是通过图形数字联想记忆法、舒尔特方格训练法、失认、失用训练等刺激患者记忆力、注意力、视觉及逻辑思维等功能。早期认知功能训练主要包括注意力和记忆力两项护理内容。在注意力训练方面,护士可在纸上写出若干数字或文字,并在数字或文字前填写编号,要求患者按着编号顺序阅读对应的内容。在记忆力训练方面,可以采取类似连连看的游戏方法,即将两两重复的图片让患者先观看 1min,然后翻开图片,让患者找出相同的图片。

(四)早期健康教育

由于急性脑卒中患者对自身疾病预后的焦虑以及对医院环境的陌生恐慌,健康教育应从接救护车、来院急诊开始,贯穿于搬运患者、陪同检查、治疗用药等各个环节,针对不同环节给予相应的健康教育。在急诊室,急诊护士是最先也是最多接触患者和家属的人员,适时开展健康教育效果较好。

对神志清醒患者的健康教育,从患者出现临床症状开始,应简单对患者讲述脑卒中疾病常识、发病机制以及目前急诊必须进行的化验检查和治疗,患者自己应该注意和配合的内容

（如保持情绪稳定、床上大小便、应该保持的体位等），说明积极主动的配合和早期康复训练会大大改善预后，使患者建立自信。

对家属的健康教育在患者的康复过程中将起到不可替代的作用，因此护士应引导家属正确认识疾病，纠正错误观念，向家属普及脑血管病常识及护理注意事项。护士可根据留陪家属当时的心理状态和需求以及接受能力，介绍疾病预后、治疗用药、护理措施、简单康复技巧等，以取得理解和主动配合。

（五）患者的交接护理

脑卒中患者经急诊抢救处置后，应根据患者的病情和医嘱妥善安置患者。一般患者护送收入神经内科病房、急诊 ICU 或经社区医师确认后转至上级卒中中心进一步治疗。在安置患者时，应与接诊病房或 120 护士认真交接患者一般情况，交接内容必须包括：患者的诊断、已经采取的治疗、各项化验检查结果、目前患者的阳性体征、患者及家属的心理状态、已采取的各项干预措施、具体患者护理中必须注意的问题等，为进一步治疗奠定基础，保障从急诊到病房、从诊断到治疗、从急救到康复保健的绿色生命通道服务的顺利进行。

第二节　脑卒中并发症的预防

脑卒中患者经过急诊救治之后，即转入恢复期。部分患者会遗留不同程度的神经系统后遗症状，需要长期卧床休养，这一过程可能在社区医院或患者家中进行。作为社区医院，应该给予这些患者充分关注，并协助患者及其家属或其他护理人员完成患者的照护，预防各种并发症，改善预后。

一、预防肺部感染

1. 每日开窗通风 2 次，每次 15~20min，并调节室温至 18~20℃，湿度 50%~60%，开窗通风时，患者要注意保暖，避免感冒。

2. 为避免吸入性肺炎，进食后保持半卧位 30~60min 以上再恢复体位。进食速度不宜过快，时间控制在 20~30min；食物温度 40℃左右，以免冷、热刺激而导致胃痉挛造成呕吐；当患者进食后，为其清洗口腔。清洗口腔时特别要注意对口腔内瘫痪侧颊黏膜的清洁，以免食物残渣存留发生口腔感染。如口腔内细菌被吸入呼吸道，则会造成患者支气管或肺部感染。有义齿的患者睡前一定要取下，清洗干净后放在盛有凉开水的容器内。

3. 保证患者充足的摄水量，一般在 1 500~2 000ml/d，也可依据患者状况来确定，以降低呼吸道分泌物的黏稠度。

4. 护理人员需要观察患者排痰能力，保持患者呼吸道通畅。鼓励清醒患者采用深呼吸-有效咳痰的方法；对于有意识障碍、长期卧床的患者，需要定时更换体位，每 2h 翻身叩背 1 次。叩背时空握掌心，由终末气道向支气管开口方向，快速、有节律性叩击胸壁，通过振动松解痰液与气道壁的粘连，促进痰液排出。

二、预防压力性损伤

长期卧床患者要避免压力性损伤，患者住院期间，此项工作由护士完成，患者出院之前，要指导家属及其他护理人员继续此项工作。

(一) 社区易发生压力性损伤的高危人群

多为患有神经系统疾病、老年、肥胖、身体衰弱、营养不良、水肿、疼痛、使用矫形器械、二便失禁、发热的患者。

(二) 压力性损伤的预防要点

1. 压力性损伤的风险评估 患者入院后尽快进行结构化风险评估(建议 2h 内完成),以鉴别有压力性损伤风险的患者。临床上常用 Braden 量表、Norton 量表、Waterlow 量表进行评估。使用 Waterlow 量表进行压力性损伤评估时,护士要根据患者体形、皮肤类型、性别、年龄、控便能力、运动能力、组织营养状态、神经系统缺陷及药物治疗等因素进行评估,总分值≥10分为危险,≥15 分为高度危险,≥20 分为非常危险。

皮肤评估:对患者皮肤进行评估,有利于确定压力性损伤早期的表现。护士应重点评估骨隆突受压部位及皮肤 - 器械接触区域的皮肤情况。骨隆突处压力性损伤好发部位与卧位有密切关系。仰卧位时常见于足跟、骶尾部、肩胛部;侧卧位时足踝、股骨隆突、肩 / 肩胛等;半卧位时多见于坐骨。皮肤 - 器械接触区域的评估包括护颈圈、吸氧导管、气管插管、尿管等与皮肤接触的相关部位。评估时可采用指压法,将一根手指压在红斑区域共 3s,移开手指后,评估皮肤变白情况。

2. 皮肤护理 保持皮肤清洁干燥,不可按摩和用力擦洗压力性损伤好发部位的皮肤;失禁患者排便后及时清洗皮肤,避免皮肤长时间暴露于过度潮湿的环境中;患者所佩戴的医疗器械如鼻胃管、面罩等要避免过度受压,特别是全身水肿的患者需查看周围组织有无压力性损伤发生;根据皮肤情况可考虑使用预防性敷料进行保护,但仍要对皮肤进行定期的全面评估。

3. 调整体位和移动 根据患者皮肤情况和总体舒适度,制订体位调整计划。更换体位时,抬举而不要拖动患者;避免使用压力加大的躺卧姿势,如:90°侧卧位或半坐卧位;确保足跟不和床面接触,使用足跟托起装置来抬高足跟,完全解除足跟部压力。避免使用环形和圈形器械来抬高足跟。

4. 对于已经发生压力性损伤的患者,应遵医嘱做好伤口的清洗、清创、感染等处理。

三、预防泌尿系统感染

(一) 排尿异常患者的护理

1. 对于有排尿困难的患者,可用诱导和按摩膀胱区的方法以助患者排尿,尽可能避免导尿。有些患者是由于限制他们的活动而妨碍排尿;也可能是由于失语导致与外界交流困难,患者排尿时不能表达所致。护理者应细心观察,主动询问,定时给予患者便器,在可能的情况下尽量取合适姿势解除排尿困难。

2. 尿失禁患者及时更换尿湿的衣裤、床单、被褥,每天清洗会阴部,以保持会阴部清洁舒适。对于男性尿失禁患者,还可用阴茎套连接引流尿袋接尿,以防止尿液污染皮肤及被褥等。

3. 尿潴留患者需遵医嘱进行无菌导尿,必要时留置导尿管。

4. 泌尿系统感染的症状 发热、畏寒、尿频、尿急、尿痛、尿少、浊尿、血尿等,应及时治疗。

(二) 留置导尿管患者的护理

1. 留置导尿管时严格执行无菌操作,避免交叉感染。

2. 膀胱高度膨胀且又极度虚弱的患者,第一次放尿不超过 1 000ml。

3. 每日用 0.5% 碘伏棉球消毒尿道口 2 次,并保持会阴部清洁,以防止泌尿系统感染。

4. 妥善固定导尿管,避免打折、弯曲。出现引流不畅时,应及时检查并调整尿管位置,酌情处理,使尿管保持通畅。

5. 患者集尿袋要低于膀胱水平,在活动或搬动过程中应夹闭导尿管,防止尿液逆流造成泌尿系统感染。

6. 使用个人专用的尿液收集容器,当尿液达集尿袋 2/3 满时应及时清空集尿袋中尿液。清空尿液时,要遵守无菌操作原则,放尿前、后分别用安尔碘消毒集尿袋的放尿口,并避免集尿袋的出口触碰到收集容器。怀疑被污染时应及时更换集尿袋。长期留置导尿管的患者根据导尿管和集尿袋的种类,按照规定时间定时更换。

7. 鼓励患者每日多饮水,使尿量 >2 000ml,以达到自然冲洗膀胱和尿道的目的,预防感染。有特殊饮水要求的患者应遵医嘱。准确记录尿量并观察尿液颜色、性质及量。

8. 长期留置导尿管的患者,拔除尿管前,应进行膀胱功能训练。间断夹闭导尿管,每 3~4h 开放导尿管放尿 1 次。

9. 对于烦躁、欠合作的患者,可采取保护性约束,并告知患者及家属约束的重要性,取得理解和配合。

四、预防下肢深静脉血栓形成

1. **病因及发病机制**　下肢深静脉血栓的形成与血管内皮损伤、血流缓慢及血液高凝状态有关。这些因素的存在易使血小板聚集,形成血栓。脑卒中后患者肢体活动受限、长时间卧床制动是非常重要的原因,其他危险因素包括年龄大、肥胖、创伤、心力衰竭等。

2. **临床观察**　临床主要表现为患肢疼痛、肿胀,局部温度稍有升高,肢体颜色异常,红晕、发绀、苍白等。伴有炎症的静脉血栓又称血栓性静脉炎,可有发热、心悸、白细胞升高等,甚至造成肢体坏死。如血栓脱落可引起肺栓塞,常表现为突发气促、胸痛、咯血,肺部可闻及啰音。巨大的血栓栓塞可引起呼吸困难、急性心力衰竭,甚至心搏骤停。

3. **预防措施**　护理脑卒中患者特别是肢体瘫痪的患者需要积极采取预防措施减少下肢深静脉血栓的形成。

(1) 保持大便通畅,尽量避免因排便困难引起腹腔内压力增高而影响下肢静脉回流。

(2) 鼓励患者进行深呼吸和咳嗽,卧床期间至少每 2h 翻身一次,避免膝下垫枕过高、过度屈髋、用过紧腰带等影响静脉回流的因素;病情允许可以指导患者在床上主动屈伸健侧下肢,做跖屈、背屈以及足踝的翻转运动;护士或指导家属为患者进行被动按摩患侧下肢比目鱼肌和腓肠肌;长期卧床和肢体瘫痪及制动患者,需要使用抗血栓压力泵等物理预防措施促进静脉回流,预防血栓发生。

(3) 静脉输液或采血时应避免在下肢静脉或股动脉穿刺,如长期输液给药时还应避免在同一部位、同一静脉反复穿刺。

(4) 护士要重视患者的不适主诉,密切观察双下肢肤色、温度、肿胀程度及感觉,必要时测量双下肢同一平面的周径。发现异常及时报告医师,做到早期诊断、早期治疗。

五、预防口腔溃疡的发生

脑卒中患者常因昏迷、吞咽困难、高热、禁食、鼻饲、使用抗生素、激素等原因而导致口臭、口腔溃疡、口腔真菌感染,甚至继发肺部感染,因此,护士应做好脑卒中患者的口腔护理,提高患者舒适度,避免并发症的发生。

1. 生活能自理患者,早晚及饭后清洁口腔,应选用软毛牙刷,以免伤及口腔黏膜。已经发生口腔溃疡者停止使用牙刷。

2. 生活不能自理或意识不清的患者,每日要进行口腔护理至少2次,动作轻柔,以免损伤口腔黏膜。特别要注意口腔内瘫痪侧颊部黏膜的清洁,以免食物残渣留于瘫痪侧而发生口腔感染。

3. 养成良好的饮食习惯,以清淡饮食为主,鼓励患者多饮水,减少进食含糖物的次数,多吃富含维生素的蔬菜水果,补充人体所需要的微量元素。

4. 口腔黏膜有破溃时,可用淡盐水漱口;口唇干裂可涂唇膏或防裂油;有细菌生长需遵医嘱对症治疗。

5. 有义齿的患者,每次进食完毕应将义齿取下并用牙刷刷洗干净,待清洁口腔后再佩戴。晚间睡眠前需要取下义齿,放在盛有冷开水的容器内保存。

6. 留置鼻饲管的患者,应注意口腔卫生,每日清洁口腔2次。

六、预防便秘

1. 调整日常饮食　鼓励患者多吃粗纤维食物和蔬菜水果,早餐前30min喝一杯温开水,可刺激排便。每日饮水量至少1 500ml。

2. 养成良好习惯

(1) 养成定时排便习惯,促进正常排便反射形成。卧床患者定时给予便器,病情许可应尽量协助患者下床排便。

(2) 排便时,提供隐蔽、安静的环境,指导患者不要用力排便。

(3) 有便秘的患者,每日按摩腹部。如果发生大便嵌结,协助患者抠出嵌结的大便。

3. 遵医嘱应用治疗便秘的药物或灌肠

(1) 润滑缓泻剂:麻仁润肠丸、开塞露等。

(2) 高透性缓泻剂:山梨醇、乳果糖等。

(3) 刺激性缓泻剂:果导、番泻叶等。

(4) 肥皂水灌肠:5ml纯肥皂水加1 000ml温水。

七、预防跌倒/坠床

(一) 跌倒/坠床评估

1. 患者入院时,对存在跌倒、坠床危险因素的患者,根据《住院患者意外事件危险因素评估表》进行评估,并采取相应措施做好预防。

2. 患者入院前如果有跌倒史,需在患者床头设置"预防跌倒"安全提示卡,提示医护人员特别关注患者安全。

3. 脑卒中患者根据病情,遵医嘱下床活动。

(二) 跌倒/坠床日常护理

1. 护士做好安全宣教工作,对长期卧床的体质虚弱者、近期(1周内)有跌倒史者;以晕厥、黑蒙为主要症状、经常发生体位性低血压者、肢体活动受限者、视觉障碍及年老体弱等患者,护士应告知其起床或行走时应由家属或护士陪伴。

2. 意识不清、躁动不安、癫痫发作、阿尔茨海默病、精神异常的患者必须用床栏或约束带保护,护士加强巡视并做好交接班。

3. 患者感到头晕或正在服用止痛药、降压、降糖、利尿及精神科等药物,应暂时卧床休息,避免下床活动。

4. 告知患者住院期间、起床活动时穿防滑鞋。外出检查有专人陪同,行动不便者准备轮椅。

5. 生活必须品置于患者易取得处。

6. 病房内灯光明亮,夜间开启地灯。

7. 保持病室、走廊地面的清洁、干燥,拖地后应放置"小心地滑"的警示牌。

(三)跌倒/坠床应急处理

1. 患者发生跌倒或坠床事件后,护士应立即赴现场及时了解发生跌倒或坠床的经过,并在第一时间通知医师。

2. 医师赶到现场后,护士应向医师详细描述事件的经过,并协助医师对患者进行救治及伤情的判断。

3. 立即监测患者生命体征,血压、心率、呼吸、意识、瞳孔等,并根据患者的伤情实施必要的体格检查,以便对其伤情做出初步的判断。

4. 如病情允许,采取合适的转移方式,将患者移至床上。

5. 立即通知患者家属,告知患者发生跌倒或坠床的经过、目前的伤情、治疗措施、预后等,并向家属做好解释工作。

第三节 供给适当营养,加强饮食护理

脑卒中患者的饮食应遵循平衡膳食,食物多样化的原则。

一、可自行进食患者的饮食指导

1. 每餐前护理人员和患者均要洗净双手。在患者胸前铺上毛巾,然后按患者平时进餐的习惯,有顺序喂饭。

2. 喂牛奶、豆浆、米汤、鸡汤等流质食物时,注意冷、热要适宜,应慢吸少饮,以防流食呛入气管。固体食物要切成小块后再让患者吃,进餐时尽量少和患者说话,更不能逗患者发笑,以免食物误入气管。

3. 进餐时需采取坐位或抬高床头 30°~45°。

二、有吞咽困难患者的饮食指导

脑卒中患者常出现吞咽困难,为了保证其营养需求,维持水、电解质平衡及药物应用,促进疾病恢复,必要时需给予鼻饲法营养治疗。

1. 鼻饲前应确定胃管在胃内,嘱患者张口查看胃管是否盘在口中。用注射器注入 10ml 空气,同时在腹部听诊,可听到气过水声;或从胃管中抽出胃内容物,表明胃管在胃内(注意胃液颜色)。

2. 鼻饲量每次不超过 200ml,间隔不少于 2h,鼻饲液温度为 38~40℃。鼻饲时动作要轻柔,避免速度过快引起呕吐。每次鼻饲前后应以少量温开水冲洗胃管,以免阻塞胃管。每次鼻饲后准确记录鼻饲内容及量。

3. 如病情允许,鼻饲时和鼻饲后 2h 内将患者床头抬高 30°~45°。鼻饲后 30min 内禁止翻身、叩背、吸痰等操作。

4. 每日定时清洁口腔及鼻腔,注意胃管外露部位刻度,并妥善固定胃管,避免牵拉滑脱。如遇有意识不清或躁动不合作的患者,必要时可采取保护性约束。

5. 胃管应根据型号要求定时更换。鼻饲用具要保持清洁,用后及时清洗干净。

第四节　脑卒中患者的心理特点及应对措施

患者在突然发生脑卒中后处于急性应激状态,面临许多心理、社会问题,这时的"人"并不是单纯的生物体,而是身心需要医治和帮助的社会人。脑卒中患者心理问题具有普遍性、连贯性、识别性、心理干预的可操作性等特点。

一、患者不同的心理阶段

常见的心理阶段分为焦虑期、挫折期、积极治疗期和心理疲劳期。

1. **焦虑期**　焦虑情绪的行为表现主要有平卧不能、睡眠饮食不佳、明显的不能自理。情感表现主要有易着急、易激动、依赖性增加、患者角色感强。

2. **挫折期**　是较为常见的心理防御机制,主要表现为否定、压抑、回避等。此期来自家属的心理支持很重要。

3. **积极治疗期**　患者心理承受能力差,弹性差。患者较容易出现情绪波动,积极治疗的心理状态持续维持时间相对较短。

4. **心理疲劳期**　在脑卒中急性期、住院期间可以出现,一部分患者持续到出院后。心理疲劳期患者的行为表现退缩、违拗、固执刻板行为,情感表现为抑郁焦虑。

心理疲劳期和积极治疗期可交替出现,在治疗和护理过程中要加以引导,特别注意心理冲突的外在行为表现。此外,心理干预过程中不仅要采用医疗性心理干预,还要重视患者家属及照顾者的心理干预资源。

二、针对患者心理特点进行护理

社区脑卒中患者大多为老年人,患者常伴有无用感、孤独感、失落感和对死亡恐惧的心理特点。护理人员了解其心理特点有利于做好心理护理。

1. **无用感**　老年人比较容易出现"无用感",这一感觉在老年人发生脑卒中后会明显加重,而且很可能演变为抑郁、自责情绪。在病情允许的情况下,要鼓励患者做自己力所能及的事情,减少过多、过细的照顾,这一时期的过度照顾会给患者带来更为强烈的无用感。心理护理侧重点可以放在对患者自我生存价值的认识上,即可用护士的语言讲出患者亲人的心声,引导患者从子女的角度认识自己的生命价值所在,多鼓励患者,以争取其对治疗的合作态度。

2. **孤独感**　这一内心体验主要来自于老年人自己的心理需要落差,即现在不同于往日。老人在脑卒中后若伴有不同程度的肢体残疾,这种孤独感很容易向抑郁、焦虑等不良情绪方面转化。心理护理侧重点应放在"理解"方面,即用护士的"口"讲出患者压抑的、难以用言语表达出来的内心体验。心理护理的目的在于向患者传递一种信息,患者并不孤独、并不寂寞,他/她的内心体验护士能读懂、能理解。实际上,在这一阶段理解、倾听是一种最为有效、最为实际的心理护理技术。这一阶段,护士的心理护理工作时间应是单独的时间,而并非是在更换液体的空隙时间完成的。护士应当坐下来,耐心倾听患者的主诉,这一点很重要。

3. **失落感**　脑卒中后老人可表现为心理行为的依赖、幼稚等。心理护理强调的是患者心理的成长,而不是一味的迁就关心患者。在正视疾病的前提下,鼓励患者寻找原来的"自己",重新唤回"心理"感受,重新调整自己的心态等。失落感过强的患者,会将自己各种原来相对隐蔽的、很不光彩的、不被人们所接受的特点暴露出来,可表现为挑剔、不礼貌行为等。护士除了要保持理智,做到坚持护理原则外,还要有敏锐的心理洞察力,能从心理角度发现问题,及时给予患者必要的心理护理。

4. **死亡恐惧**　生本能与死本能均是与生俱来的本能。这两种本能表现在外在的强弱程度可因年龄有所不同。老年人发生脑卒中,将使这一"死亡恐惧"感加重。表现为住院期间的抑郁焦虑情绪,行为上有与护理人员不够合作的地方,如:躺不下、坐不下、躁动;或不交流回避等。一旦患者目睹同病室患者去世,恐惧感会明显加重,严重者可出现明显的心理或精神症状。

护理工作者要及时向患者传递"生命"的信息,随时向患者通报疾病好转的信息,减少患者过分的担心和不必要、不准确的对自身疾病的猜疑。

（蔡卫新　刘晓楠）

第十六章

脑卒中患者的社区管理

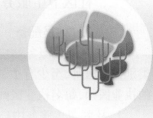

第一节　社区卫生服务机构的任务、职责及人员、设备配置

一、社区卫生服务机构的任务与职责

（一）任务

负责做好本辖区脑卒中高危人群筛查和干预工作，为诊断明确、病情稳定的脑卒中患者提供治疗、康复及护理服务。

（二）具体职责

1. 本辖区脑卒中高危人群的筛查和干预，包括筛查人群的组织、高危人群初筛以及对高危人群进行个体化干预及随访。

2. 实施居民健康档案管理，针对慢性病患者建立统一、规范的居民健康档案并及时更新，并逐步实行信息化管理。

3. 建立脑血管病高危人群的信息库，对高血压、糖尿病、血脂紊乱、肥胖等危险因素实行分类管理。

4. 对脑血管病高危人群进行指导，对确诊高血压、2 型糖尿病的患者进行登记管理，定期进行随访，每次随访时询问病情、进行体格检查及用药、饮食、运动、心理等健康指导并做好相关记录。

5. 与社区协同，开展健康教育和健康促进，针对脑血管病基本知识和技能、培养健康生活方式及辖区重点健康问题等内容，面向城乡居民开展多种形式的健康教育活动。

6. 为诊断明确、病情稳定的脑血管病患者进行登记管理，定期进行随访，每次随访时询问病情、进行体格检查及用药、饮食、运动、心理等健康指导并做好相关记录。

7. 加强对急性脑卒中的识别和早期诊断，恰当处理，及时转诊到上级医院进行救治。

8. 对脑卒中后康复期的患者进行康复指导与训练。

9. 与上级医院建立稳定的技术帮扶和分工协作关系,为患者提供转诊服务。

10. 加强脑血管病诊疗服务实时管理与控制,持续改进医疗质量和医疗安全。

11. 对社区脑血管病防治进行质控和评估。

二、社区卫生服务机构人员、设备配置

(一) 工作人员配备

1. 社区卫生服务站应至少配备 2 名执业范围为全科医学专业的临床医学类别或中医类别执业医师,至少有 1 名中级以上任职资格的执业医师,至少有 1 名能够提供中医药服务的执业医师,每名执业医师至少配备 1 名注册护士。

2. 社区卫生服务中心应至少有 6 名执业范围为全科医学专业的临床医学类别、中医类别执业医师,9 名注册护士。至少有 1 名副高级别以上任职资格的执业医师,至少有 1 名中级以上任职资格的中医类别执业医师,至少有 1 名公共卫生执业医师。设有病床的,每 5 张病床至少增加配备 1 名执业医师、1 名注册护士。其他人员按需配备。

(二) 相关药品配备

包括抗高血压药物、降糖药物、抗血小板药物、调脂药物、必要的中药等,详见附录常用药物附表。

(三) 医疗设备基本配置

1. **社区卫生站**　应具备诊断床、听诊器、血压计、体温计、心电图机、观片灯、身高体重测量仪、血糖仪、出诊箱、治疗推车、急救箱、供氧设备、药品柜、档案柜、电脑及打印设备、电话等通讯设备、健康教育影像设备。有与开展的工作相应的其他设备,如叩诊锤、检眼镜。

2. **社区卫生服务中心除上述设备外还应配置**

(1) B 超、显微镜、离心机、血球计数仪、尿常规分析仪、生化分析仪。

(2) 血、尿、便常规仪器。

(3) 有条件的中心设置心电监测仪、远程心电监测仪、动态心电监测仪、动态血压监测仪等。

(4) 运动治疗和功能测评类等基本康复训练和理疗设备。

第二节　社区居民的健康教育

一、健康教育对象

辖区内所有居民,包括户籍及非户籍的居民。

二、健康教育内容

1. **疾病知识介绍**　包括脑卒中的危害、发病危险因素和诱因及预防措施、早期症状与体征、化验检查、就诊时机、治疗原则、早期康复及其重要性、中医药治疗、护理等内容。

2. **药物知识介绍**　包括药物的名称、常用剂量、用法、作用、副作用及注意事项等。

3. **生活方式指导**　包括饮食和运动指导,需包含心理健康、预防压疮等内容。

三、健康教育形式

1. 定期举办健康教育讲座,倡导健康的生活方式,推广普及健康知识和文明行为,提高居民的文化素养和医疗保健常识。

2. 提供健康教育宣传信息和健康教育咨询服务,设置健康教育宣传栏并定期更新内容。

3. 利用互联网、手机终端等新媒体、新形式开展健康教育。

第三节　社区居民的跌倒预防与管理

一、概念

跌倒指突发的、不自主的、非故意的体位改变,倒在地上或更低的平面上,包括从一个平面至另一个平面的跌落和同一平面的跌倒。

二、跌倒的危险因素评估

研究发现,既往有跌倒史、肌力下降、步态障碍、平衡能力差、使用特定及多种药物是最强的跌倒危险因素。目前有很多跌倒风险评估工具可以使用,其中最常用的是摩尔斯跌倒评估量表(Morse fall scale,MFS)(表 16-1),Berg 平衡量表(表 16-2)在预测脑卒中患者跌倒风险方面的敏感度和特异度较高。

表 16-1　摩尔斯跌倒评估量表(MFS)

1	近 3 个月内有无跌倒	无 =0,有 =15
2	患者有 2 个或 2 个以上诊断	无 =0,有 =15
3	使用行走辅助用具	无 / 卧床休息 / 护士辅助 =0,拐杖 / 手杖 / 助行器 =15,依扶家具行走 =30
4	静脉输液	无 =0,有 =20
5	步态	正常 / 卧床不能移动 =0,虚弱乏力 =10,功能障碍 / 残疾 =20
6	认知状态	量力而行 =0,高估自己的能力 / 忘记自己受限制 =15
总分		

评分评价		
危险程度	MFS 分值(分)	措施
零危险	0~24	一般措施
低度危险	25~45	标准预防跌倒措施
高度危险	>45	高危险防止跌倒措施

表 16-2　Berg 平衡量表

项目	指令	评分标准	得分
1. 从坐到站	请站起来,尝试不要用手支撑	4分:不需要帮助独立稳定地站立 3分:需要手的帮助,独立地由坐到站 2分:需要手的帮助并且需要尝试几次才能站立 1分:需要别人最小的帮助来站立或稳定 0分:需要中度或最大帮助来站立	
2. 无支撑的站立	请在无支撑的情况下站立 2min	4分:能安全站立 2min 3分:在监护下站立 2min 2分:无支撑下站立 30s 1分:需要尝试几次才能无支撑站立 30s 0分:不能独立地站立 30s	
3. 无支撑情况下坐位,双脚放在地板上或凳子上	请合拢双上肢坐 2min	4分:能安全地坐 2min 3分:无靠背支持地坐 2min,但需要监护 2分:能坐 30s 1分:能坐 10s 0分:在无支撑的情况下不能坐 10s	
4. 从站到坐	请坐下	4分:能安全地坐下 3分:需要用手的帮助来控制下降 2分:需要用腿的后边靠在椅子上来控制下降 1分:能独立坐下,但不能控制下降速度 0分:需要帮助才能坐下	
5. 转移	请从床上起来坐到椅子上	4分:需要手的少量帮助即可安全转移 3分:需要手的充分帮助才能安全转移 2分:需要语言提示或监护下才能转移 1分:需要一人帮助 0分:需要两人帮助或监护下才能安全转移	
6. 闭目站立	请闭上眼睛站立 10s	4分:能安全地站立 10s 3分:在监护情况下站立 10s 2分:能站 3s 1分:站立很稳,但闭眼不能超过 3s 0分:需帮助防止跌倒	
7. 双脚并拢站立	请在无帮助情况下双脚并拢站立	4分:双脚并拢时能独立安全地站立 1min 3分:在监护情况下站立 1min 2分:能独立将双脚并拢但不能维持 30s 1分:需帮助两脚才能并拢,但能站立 15s 0分:需帮助两脚并拢,不能站立 15s	
8. 站立情况下双上肢前伸距离	请将上肢抬高 90°将手指伸直并最大可能前伸	4分:能够前伸超过 25cm 3分:能够安全前伸超过 12cm 2分:能够前伸超过 5cm 1分:在有监护情况下能够前伸 0分:在试图前伸时失去平衡或需要外界帮助	

续表

项目	指令	评分标准	得分
9. 站立位下从地面捡物	请捡起地面上的拖鞋	4分:能安全容易地捡起拖鞋 3分:在监护下能捡起拖鞋 2分:不能捡起拖鞋但是能达到离鞋 2~5cm 处而可独立保持平衡 1分:不能捡起,而且捡的过程需要监护 0分:不能进行或进行时需要帮助保持平衡预防跌倒	
10. 站立位下从左肩及右肩上向后看	从左肩上向后看,再从右肩上向后看	4分:可从两边向后看,重心转移好 3分:可从一边看,从另一边看时重心转移少 2分:仅能向侧方转身但能保持平衡 1分:转身时需要监护 0分:需要帮助来预防失去平衡或跌倒	
11. 原地旋转 360°	旋转完整 1 周,暂停,然后从另一方向旋转完整 1 周	4分:两个方向均可在 4s 内完成 360° 旋转 3分:只能在一个方向 4s 内完成 360° 旋转 2分:能安全旋转 360°,但速度慢 1分:需要严密的监护或语言提示 0分:在旋转时需要帮助	
12. 无支撑站立情况下用双脚交替踏台	请交替用脚踏在台阶/踏板上,连续做直到每只脚接触台阶/踏板 4次	4分:能独立、安全地在 20s 内踏 8 次 3分:能独立、安全地踏 8 次,但时间超过 20s 2分:能监护下完成 4 次,但不需要帮助 1分:在轻微帮助下完成 2 次 0分:需要帮助预防跌倒/不能进行	
13. 无支撑情况下两脚前后站立	将一只脚放在另一只脚正前方	4分:脚尖对足跟站立没有距离,持续 30s 3分:脚尖对足跟站立有距离,持续 30s 2分:脚向前迈一小步但不在一条直线上,持续 30s 1分:帮助下脚向前迈一步,但可维持 15s 0分:迈步或站立时失去平衡	
14. 单脚站立	请尽最大努力单脚站立	4分:能用单脚站立并能维持 10s 以上 3分:能用单脚站立并能维持 5~10s 2分:能用单脚站立并能站立≥3s 1分:能够抬腿,不能维持 3s,但能独立站立 0分:不能进行或需要帮助预防跌倒	
总分			

注:评分标准及临床意义:最高分 56 分,最低分 0 分,分数越高平衡能力越强。0~20 分,提示平衡功能差,患者需要乘坐轮椅;21~40 分,提示有一定平衡能力,患者可在辅助下步行;41~56 分,说明平衡功能较好,患者可独立步行。<40 分提示有跌倒的危险。

三、预防和干预措施

健康教育的内容包括老年跌倒的严重性与可预防性、慢性疾病管理、饮食、运动、心理、用药指导、家居环境改善、跌倒后如何急救等内容,根据实际情况给予个性化的宣教与指导。

健康教育的对象不只局限于脑血管病患者,还应包括家属、照料者、社区工作者和社区医务工作人员等。

四、运动锻炼

通过开展针对平衡功能和肌肉力量的运动可增强肌肉的柔韧性、步态的稳定性,提高平衡能力,增加身体的灵活性。需由专业的康复治疗师对老年人进行综合评估后有针对性地制订个体化的锻炼计划,包括平衡功能、肌肉力量、灵活性和耐力中至少 2 个部分内容的训练。

五、基础疾病的治疗

高血压、糖尿病患者需加强血压和血糖的监测,避免体位性低血压。脑血管后遗症、帕金森病、内耳疾病、小脑病变合并步态平衡功能异常的老人,需在康复治疗师的指导下进行肌肉力量、平衡功能的练习。心律失常患者需合理应用抗心律失常药物,颈动脉窦综合征的老年人需行双腔起搏器植入。积极治疗导致视力退行性变的基础疾病。使用钙剂、维生素 D、双磷酸盐治疗骨质疏松。

六、药物管理

规范使用药物,减少不必要的药物使用。

七、心理干预

对孤独、抑郁、焦虑、过度兴奋或悲伤等不良情绪进行相应的社会支持及心理干预治疗,进行心理健康和老年保健知识讲座、支持性心理咨询等活动,鼓励老年人参加社会团体活动,促进老年人的心理健康。

八、改善环境危险因素

需对老年人的环境危险因素进行评估和干预。室内的主要危险因素有门槛、楼梯、地毯、光滑的地面、光线不足或过亮炫目等,室外公共设施的建设要考虑老年人的生理特点,道路平坦、防滑,经常修缮,减少老年人绊倒或滑倒的发生。

第四节 社区管理及双向转诊

一、脑卒中患者的社区管理

(一) 管理对象

脑血管病高危患者,诊断明确、病情稳定的脑血管病稳定期患者、康复期患者。

(二) 管理内容

1. 健康档案的建立和使用 凡是脑血管病患者均应建立居民健康档案,详细了解患者发病情况、既往病史、早发心血管病家族史、生活方式(饮食、运动、吸烟、饮酒)、家庭支持情况、经济情况等。每次随诊记录患者病情变化。

2. 控制危险因素

(1) 戒烟、控制饮酒。

(2) 控制正常体重［正常 BMI 在 18.5~24.0, BMI ＝体重（kg）/ 身高（m）^{2}］。

(3) 健康的生活方式。

(4) 治疗高血压、糖尿病、血脂异常等。

3. 健康管理

(1) 健康教育内容

1) 疾病基本知识：如告知患者急性加重的症状，指导患者在病情变化时及时就诊。

2) 家庭保健知识：告知患者合理的饮食结构，进行规律适度的体力活动。

3) 药物使用知识：告知患者在服用药物治疗中可能会出现的不良反应及注意事项。告知患者脑血管病药物治疗是长期治疗，切忌症状好转自行减药或停药。如果出现药物不良反应，建议并协助患者转诊到上级医院，并在 1 周内随访。

4) 给予患者心理支持。

(2) 健康教育方式：一对一个别指导、健康大课堂、健康小屋、同伴教育等。

4. 监测内容　包括目前症状、治疗情况、生活方式、体格检查、实验室检查等。

(1) 症状：患者从上次就诊以来症状发作情况、有无新发症状。

(2) 体征：血压、脉搏、心率、心律，超重或肥胖者监测 BMI、腰围。

(3) 生活方式评估及建议、服药情况，必要时调整治疗方案。

(4) 根据病情定期做必要的辅助检查，包括血常规、尿常规、生化、心电图，有条件或必要时可选做超声心动图、颈动脉超声等。

5. 随访评估　脑血管病高危患者以及脑血管病患者每年要提供至少 4 次面对面随访。

(1) 评估患者病情是否存在危急或其他需转诊的情况。

(2) 不需转诊的患者，询问上次随访到此次随访期间的症状。

(3) 测量体重、心率、血压等，计算 BMI。

(4) 询问患者疾病情况和生活方式，包括心脑血管疾病、高血压、糖尿病、吸烟、饮酒、运动、摄盐情况等。

(5) 了解患者服药情况和药物不良反应，必要时调整药物治疗方案。

二、脑卒中转诊指征

(一) 上转指征

1. 社区卫生服务机构初诊的脑血管病患者，出现以下情况之一。

(1) 首次出现脑血管病症状（面舌瘫、一侧肢体无力或麻木；一侧面部麻木或口角歪斜；言语表达或理解障碍、一侧或双眼视力丧失或模糊、复视、眩晕伴呕吐等）。

(2) 突然出现的剧烈头痛，伴恶心、呕吐或意识水平下降。

(3) 意识障碍或抽搐。

(4) 社区卫生服务机构脑血管病危险因素筛查确定为脑血管病（极）高危患者。

(5) 45 岁以下青年脑卒中或需要接受介入治疗的患者。

2. 社区卫生服务机构随访的脑血管病患者，出现以下情况之一。

(1) 原有症状进行性加重。

（2）出现新的症状或重要并发症（包括认知、情感障碍）。

（3）随访 3 个月后脑血管病危险因素干预仍不达标。

（4）因药物副作用不能坚持原治疗方案，需调整治疗方案。

（5）需定期进行必要的神经系统检查、影像等相关项目的复查，如 CTA、MRA、DSA 等。

（二）下转指征

诊断明确，病情稳定，治疗方案确定，伴随临床情况已控制稳定，需继续康复治疗者。

第五节　社区防治工作评估内容

1. 社区医师是否对脑血管病高危人群进行健康教育（每年次数、内容记入档案）。

2. 社区医师是否对脑血管病高危人群进行血压监测（每年次数、内容记入档案）。

3. 社区医师是否对脑血管病高危人群进行血糖监测（每年次数、内容记入档案）。

4. 社区医师是否对脑血管病高危人群进行血脂监测（每年次数、内容记入档案）。

5. 社区医师是否对脑卒中患者进行健康教育（每月次数、内容记入档案）。

6. 社区医师是否对脑卒中患者进行康复评估与指导（每月次数、内容记入档案）。

7. 社区医师是否对脑卒中患者进行生活方式指导（每月次数、内容记入档案）。

8. 社区每年主要因脑卒中死亡人数。

9. 人群脑卒中危险因素知识知晓率，开展知识、态度、行为调查。

10. 社区居民对社区医师质量及服务态度的满意度。

11. 尽可能统计本辖区内居民脑卒中的年新发病例。

（王　晨　马　力）

附录

常用药物附表

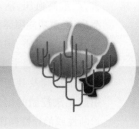

附表 1　常用抗血小板药物及抗凝药物

药名	禁忌证	副作用	存在相互作用药物	使用说明
阿司匹林	胃溃疡、上消化道出血、血小板减少、凝血机制障碍、鼻息肉综合征、冠状动脉搭桥手术围手术期疼痛、严重肝衰竭、严重肾衰竭、重度心力衰竭、对水杨酸盐过敏、哮喘、妊娠期妇女、哺乳期妇女	消化道不良反应(如恶心、腹部不适、腹泻)、出血、皮疹、过敏性哮喘等	抗凝药、溶栓药、其他非甾体抗炎药、碳酸酐酶抑制剂、碳酸氢钠、巴比妥类、复方磺胺甲噁唑、甲氨蝶呤、地高辛、胰岛素、磺酰脲类、丙戊酸、丙磺舒、糖皮质激素、血管紧张素转换酶抑制药	本药肠溶片应餐前用水送服
噻氯匹啶	血友病或其他出血性疾病、白细胞减少,血小板或粒细胞减少病史者、再生障碍性贫血、溃疡病活动性出血、严重的肝功能损害、对本品过敏	恶心、腹部不适、腹泻、皮疹,SGPT 升高、粒细胞减少、粒细胞缺乏、血小板减少、TTP、再生障碍性贫血	血小板聚集抑制药、溶栓药、导致低凝血酶原血症或血小板减少的药、茶碱、地高辛	250mg/d,1 次 /d 或 250mg,2 次 /d 进餐时服 在治疗的前 3 个月,应监测患者中性粒细胞减少或 TTP 的指征
氯吡格雷	对本药过敏、严重肝损害、活动性病理性出血(如消化性溃疡、颅内出血)	紫癜、鼻出血等出血现象、恶心、腹部不适、腹泻、皮疹、粒细胞减少、粒细胞缺乏、血小板减少、血栓性血小板减少性紫癜(TTP)、再生障碍性贫血	SSRI、SNRI、非甾体抗炎药、华法林、瑞格列奈、CYP2C19 抑制药(如奥美拉唑、埃索美拉唑、右兰索拉唑、兰索拉唑、泮托拉唑)	与或不与食物同服。如漏服时间不超过 12h,应立即补服 1 次标准剂量,并于下次服药时间给予标准剂量;如漏服时间超过 12h,应于下次服药时间给予标准剂量,不需要加倍

药名	禁忌证	副作用	存在相互作用药物	使用说明
华法林	对本药过敏、肝肾功能损害、严重高血压、活动性溃疡、凝血功能障碍伴出血倾向、恶血质、维生素K缺乏症、近期手术、进行腰椎穿刺及其他可能引起无法控制的出血的诊断性或治疗性操作、重要区域麻醉或腰椎麻醉、外伤、妊娠期妇女	胃肠道反应、自发性脾破裂、食管溃疡、出血、嗜酸性粒细胞增多、溶血性贫血、心包积血、卵巢囊肿破裂出血、肾血肿、肾小管坏死、前房积血等	水合氯醛、CYP2C9抑制药（如胺碘酮、氟康唑、氟伐他汀）、CYP1A2抑制药（如阿昔洛韦、别嘌醇）、CYP3A4抑制药（如胺碘酮、阿托伐他汀）、CYP2C9诱导药（如卡马西平、利福平）、CYP1A2诱导药（如奥美拉唑、苯巴比妥）、CYP3A4诱导药（如吡格列酮）、可增加出血风险的药物、非甾体类抗炎药、5-HT再摄取抑制药、大蒜、银杏、辅酶Q10、圣约翰草、人参、抗生素、抗真菌药	年老体弱者及糖尿病患者第1~3天的剂量减半。有生育能力的妇女用药期间和停药后至少1个月内采取有效的避孕措施。定期监测INR，有出血高风险者、开始使用或停用其他药物或改变其他药物剂量时应更频繁地监测
西洛他唑	对本药过敏、出血患者（如血友病、毛细血管脆弱症、消化道出血、咯血、颅内出血、尿路出血、玻璃体积血）、充血性心力衰竭患者、妊娠期妇女或可能妊娠的妇女	心绞痛、肺出血、鼻出血、血尿、血尿素氮升高、肌酸酐升高、颅内出血、肝功能不全、胃肠道反应、粒细胞缺乏、血小板减少、贫血、白细胞减少、嗜酸性粒细胞增多、眼底出血等	抗凝药、抗血小板聚集药、溶栓药、前列腺素E、CYP3A4抑制药、CYP2C19抑制药、洛伐他汀	于饭前30min或饭后2h口服。用药期间请不要饮用葡萄柚汁
替格瑞洛	对本药过敏、活动性病理性出血（如消化性溃疡或颅内出血）、有颅内出血病史、重度肝功能损害	心动过缓、房室传导阻滞、高尿酸血症、血肌酸酐升高、头晕、胃肠道反应、出血（包括颅内出血、心包出血伴心脏压塞、低血容量性休克、严重低血压、眼内出血伴永久性视力丧失）、血红蛋白降低、血细胞比容降低、过敏等	CYP3A4抑制药（如酮康唑）、SSRI（如舍曲林）、非甾体类抗炎药、抗凝血药、纤溶药、环孢素、地高辛、辛伐他汀、洛伐他汀、西沙必利、麦角生物碱类药、强效CYP3A诱导药（如利福平、苯巴比妥）	固定在每天相同时间服用，餐前或餐后均可。如果无法完整吞服药物或需要经管饲给药，可将片剂碾碎，用水溶解后立即服用。如漏服1次剂量，应按原计划于下1次给药时间服用下次剂量

续表

药名	禁忌证	副作用	存在相互作用药物	使用说明
利伐沙班	对本药过敏、明显的活动性出血、有大出血显著风险的病灶或疾病、有凝血异常和出血风险的肝病、妊娠期妇女、哺乳期妇女	出血性脑卒中、胃肠道不适、出血、血红蛋白减少、贫血、粒细胞缺乏、血小板减少、过敏等	P-gp 和 CYP3A4 双重抑制药(如红霉素)、中效 CYP3A4 抑制药(如氟康唑)、非甾体类抗炎药、血小板聚集抑制药、其他抗凝药、纤溶药、选择性 5-羟色胺再摄取抑制药、5-HT 和去甲肾上腺素再摄取抑制药、P-gp 和强效 CYP3A4 双重诱导药(如利福平)	片剂规格为 10mg 时,食物对药效无明显影响,可以或不与食物同服。规格为 15mg 和 20mg 时,食物可增加药物疗效,请与食物同服。如果存在吞咽困难,可将药物压碎,与苹果酱等混合后立即服用。如果通过胃管给药,请将压碎的药片与 50ml 水混合后给药。如漏服,应立即补服,不应将日剂量加倍
达比加群	对本药过敏、显著的活动性出血、植有人工心脏瓣膜、可能影响存活时间的肝功能损害或肝病、有显著大出血风险的病变或状况	高钾血症、肝酶升高、高胆红素血症、腹部不适、胃炎样症状、贫血、血红蛋白减少、血小板减少、血细胞比容减少、出血、过敏反应等	其他抗凝血药、溶栓药、维生素 K 拮抗药、抗血小板聚集药、非甾体类抗炎药、SSRI、选择性 SNRI;P-gp(如克拉霉素)、P-gp(如苯妥英钠)、地高辛	本药胶囊应整粒吞服,勿咀嚼、弄碎或倒出胶囊内容物。可与或不与食物同服。如未按时服用本药,应于当日尽快补服;如距下一次给药时间不足 6h,则不需要再补服

注:SGPT,谷丙转氨酶,serum glutamic pyruvic transaminase;TTP,血栓性血小板减少性紫癜 thrombotic thrombocytopenic purpura;SSRI,选择性 5- 羟色胺再摄取抑制药,selective serotonin reuptake inhibitor;SNRI,5- 羟色胺去甲肾上腺素再摄取抑制药,serotonin-norepinephrine reuptake inhibitor;5-HT,5- 羟色胺,5-hydroxytryptamine;P-gp,P- 糖蛋白,P-glycoprotein。

附表 2　抗高血压药物

临床用药分类	适应证	禁忌证	常用药物与使用剂量	存在相互作用药物
利尿剂	主要用于轻、中度高血压,适用于老年高血压或合并心力衰竭者	痛风患者禁用,糖尿病、高脂血症患者慎用	① 氢氯噻嗪 12.5~50.0mg,1~2 次 /d ② 阿米洛利 2.5mg,1~2 次 /d ③ 吲达帕胺 2.5mg,1 次 /d	锂剂、碳酸氢钠、考来烯胺、抗凝药、降糖药、非甾体类抗炎药、多巴胺、其他类抗高血压药、巴氯芬、洋地黄类药

续表

临床用药分类	适应证	禁忌证	常用药物与使用剂量	存在相互作用药物
β受体阻滞剂	用于轻、中度高血压,适用于心率较快的中青年患者或合并心绞痛时	心脏传导阻滞、哮喘、慢性阻塞性肺疾病和周围血管病禁用	① 普萘洛尔 5~50mg,3~4 次 /d ② 美托洛尔 50mg,1~2 次 /d ③ 阿替洛尔 6.25~100.00mg,2 次 /d ④ 比索洛尔 2.5~10.0mg,1 次 /d ⑤ 倍他洛尔 20mg,1 次 /d ⑥ 阿罗洛尔 10mg,2 次 /d ⑦ 拉贝洛尔 100~400mg,2~3 次 /d	普罗帕酮、地尔硫䓬、I 类抗心律失常药、肼屈嗪、西咪替丁、奎尼丁、苯海拉明、氟西汀、胺碘酮、维拉帕米、肾上腺素、硝苯地平、胰岛素、磺酰脲、可乐定、巴比妥类药、非甾体类抗炎药、利福平
钙拮抗剂	用于各种程度的高血压,适用于老年高血压或合并稳定型心绞痛时	心力衰竭、心脏传导阻滞	① 硝苯地平控释片 30mg,1 次 /d ② 尼群地平 10~20mg,1~2 次 /d ③ 非洛地平缓释片 5~10mg,1 次 /d ④ 氨氯地平 2.5~10.0mg,1 次 /d ⑤ 拉西地平 2~6mg,1 次 /d	三环类抗抑郁药、达福普汀、西沙必利、西咪替丁、硝酸酯类药、地高辛、茶碱、头孢菌素类药、他克莫司、苯妥英、利福平、香豆素类抗凝药、奎尼丁、长春新碱
			⑥ 地尔硫䓬缓释片 90~180mg,1 次 /d	硝酸酯类药、洋地黄制剂、抗心律失常药、西咪替丁、HIV 蛋白酶抑制药、他汀类药、二氢吡啶类钙通道拮抗药、肌松药、伊伐布雷定、利福平、苯妥英
			⑦ 维拉帕米缓释片 80~480mg/d,分 1~2 次服用	CYP3A4 抑制药、β 肾上腺素受体阻滞药、地高辛、CYP3A4 底物(如伊伐布雷定)、CYP3A4 诱导药、阿司匹林、茶碱、可乐定、神经肌肉阻滞药、奎尼丁、锂剂
ACEI	适用于高血压合并糖尿病,或者合并心功能不全或肾脏损害者	妊娠、肾动脉狭窄、肾衰者禁用	① 卡托普利 12.5~25.0mg,2~3 次 /d ② 依那普利 10~20mg,1~2 次 /d ③ 培哚普利 4~8mg,1 次 /d ④ 群多普利 0.5~4.0mg,1 次 /d ⑤ 雷米普利 1.25~10.00mg,1 次 /d ⑥ 赖诺普利 10~40mg,1 次 /d	ARB、保钾利尿药、补钾药、含钾的药物、非甾体抗炎药、利尿药、雷帕霉素、锂剂、β 肾上腺素受体阻滞药
血管紧张素Ⅱ受体阻滞剂	同 ACEI 主要用于发生干咳者	同 ACEI	① 氯沙坦 50~100mg,1 次 /d ② 缬沙坦 80~160mg,1 次 /d ③ 厄贝沙坦 75~300mg,1 次 /d ④ 替米沙坦 20~80mg,1 次 /d ⑤ 奥美沙坦 20~40mg,1 次 /d ⑥ 坎地沙坦 4~12mg,1 次 /d ⑦ 阿利沙坦 240mg,1 次 /d	ACEI、保钾利尿药、补钾药、含钾的药物、非甾体抗炎药、利尿药、雷帕霉素、锂剂、β 肾上腺素受体阻滞药

注:ACEI,血管紧张素转换酶抑制药,angiotensin converting enzyme inhibitor;ARB,血管紧张素受体拮抗药,angiotensin receptor antagonist。

附表 3 调节血脂药物

适应证	药品	常用量及用法	存在相互作用药物	主要副作用
高胆固醇血症	考来烯胺	4~16g/d,1~6 次 /d	来氟米特、万古霉素、甲氨蝶呤、恩他卡朋、曲格列酮、华法林、铁剂、甲状腺制剂等	恶心、便秘
	考来替泊	5~30g/d,分 2~4 次餐前服用	万古霉素、抗凝药、洋地黄、甲状腺激素	恶心、便秘
	普罗布考	500mg,2 次 /d,于早、晚餐时服用	香豆素类药、降糖药、环孢素、三环类抗抑郁药	恶心、腹胀、Q-T 期延长
	弹性酶	300~600U,3 次 /d	泛癸利酮	腹胀、口干燥
	依折麦布	10mg,1 次 /d,可在进食或空腹时服用	环孢素、抗酸药、抗凝药、苯氧酸类	肌痛、便秘、头晕
高胆固醇血症、高LDL-C	辛伐他汀	每天晚饭后 5~40mg	CYP3A4 强效抑制药、苯氧酸类药物、环孢素、胺碘酮、氨氯地平、维拉帕米、地尔硫䓬、达那唑、考来替泊、考来烯胺	转氨酶及肌酸激酶偶升高
	普伐他汀	每天晚饭后 10~40mg		
	氟伐他汀	每天晚饭后 20~40mg		
	阿托伐他汀	每天晚饭后 10~40mg		
	洛伐他汀	每天晚饭后 10~80mg		
	匹伐他汀	每天晚饭后 1~4mg		
	瑞舒伐他汀	5~20mg,1 次 /d,可在进食或空腹时服用		
高脂血症	血脂康	2 片,1~2 次 /d,餐后服	同上	同上
	烟酸	1~2g/ 次,3 次 /d	洛伐他汀、辛伐他汀、苯氧酸类、抗高血压药	皮肤潮红、瘙痒、胃部不适
	烟酸肌醇酯	0.2~0.6g,3 次 /d	他汀类药、苯氧酸类药	同上
	阿昔莫司	25mg,2~3 次 /d,1d 总剂量不得超过 1 200mg,餐后服用	他汀类药(如辛伐他汀)、苯氧酸类药、降糖药、抗凝药	偶见转氨酶升高
	氯贝特	0.25~0.50g,3 次 /d	呋塞米、秋水仙碱、他汀类、抗凝药、降糖药、苯妥英、利福平、依折麦布	偶见转氨酶升高及胃肠道反应
	苯扎贝特	200~400mg,3 次 /d	环孢素、他汀类、抗凝药、脲类降糖药、苯妥英、呋塞米	同上
	益多脂	250mg,2~3 次 /d	抗凝药、环孢素、他汀类	偶见转氨酶升高
	非诺贝特	100mg,1~2 次 /d	环孢素、他克莫司、他汀类、抗凝药、秋水仙碱、降糖药、苯妥英、呋塞米、胆酸结合树脂类药	偶见转氨酶升高及胃肠道反应
	多烯酸乙酯	0.25~1.00g,3 次 /d	香豆素类抗凝药、阿司匹林	消化道不适
	吉非罗齐	0.3~0.6g,2 次 /d,早晚餐前 30min 服用	环孢素、他汀类、抗凝药、秋水仙碱、降糖药、苯妥英、呋塞米、胆酸结合树脂类药、CYP2C8 底物	胃肠道反应,偶见转氨酶升高、贫血、血小板减少

附表 4 调节血糖药物

临床用药分类	适应证	禁忌证	常用药物与使用剂量	存在相互作用药物
胰岛素	糖尿病	对胰岛素过敏,低血糖症	①普通胰岛素,是唯一可供静脉注射的制剂,使用方法及剂量应个体化 ②低精蛋白锌胰岛素,使用方法及剂量应个体化 ③精蛋白锌胰岛素,使用方法及剂量应个体化 ④预混胰岛素,使用方法及剂量应个体化 ⑤门冬胰岛素,使用方法及剂量应个体化 ⑥赖脯胰岛素,使用方法及剂量应个体化 ⑦甘精胰岛素,1次/d,剂量应个体化 ⑧地特胰岛素,1~2次/d,剂量应个体化	β受体阻滞剂,糖皮质类固醇,促肾上腺皮质激素,膜升血糖素,雌激素,口服避孕药,肾上腺素,苯妥英钠,噻嗪类利尿剂,甲状腺素,抗凝血药,水杨酸盐,磺胺类药及抗肿瘤药甲氨蝶呤等,氯喹,奎尼丁,奥曲肽,某些钙通道阻滞剂,可乐定,丹那唑,二氮嗪,生长激素,肝素,H_2受体拮抗剂,大麻,吗啡,尼古丁,磺吡酮,血管紧张素酶抑制剂,溴隐亭,氯贝特,锂,甲苯咪唑,吡多辛,茶碱等
磺酰脲类促胰岛素分泌药	2型糖尿病	1型糖尿病;已知对本品或其中某一种赋形剂,其他磺脲类,磺胺类药物过敏;糖尿病昏迷前期,糖尿病酮症酸中毒;严重肝肾或肝功能不全;妊娠及哺乳期妇女	①格列本脲 1.25~5.00mg,1~2次/d ②格列喹酮 15~60mg,1~3次/d ③格列吡嗪 2.5~20.0mg,1~3次/d ④格列齐特 30~240mg,1~2次/d ⑤格列美脲 1~6mg,1次/d	双氯苯咪唑,保泰松,酒精或含有酒精的药物,其他降血糖药物(胰岛素,双胍类),β受体阻滞剂,氟康唑,血管紧张素转换酶抑制剂,H_2受体拮抗剂,MAO,磺胺类,非甾体抗炎药,达那唑,氯丙嗪,糖皮质激素,舒喘宁,抗凝剂等
非磺酰脲类促胰岛素分泌药	2型糖尿病,与二甲双胍合用协同作用更好	1型糖尿病;已知对本品过敏的患者;糖尿病酮症酸中毒;重度肝功能异常;儿童,妊娠及哺乳期妇女	①瑞格列奈 0.5~4.0mg 主餐前15min服用 ②那格列奈 60~120mg 主餐前15min服用	苦非贝齐,甲氧苄啶,利福平,酮康唑,伊曲康唑,克拉霉素,环孢素,地拉罗司,氯吡格雷,其他类型抗糖尿病药物,MAOI,非选择性β受体阻滞剂,ACEI,水杨酸盐,非类固醇抗炎镇痛药,奥曲肽,口服避孕药,卡马西平,噻嗪类药物,皮质激素,达那唑,甲状腺激素,拟交感神经药,酒精以及促合成代谢的激素等

续表

临床用药分类	适应证	禁忌证	常用药物与使用剂量	存在相互作用药物
双胍类非胰岛素分泌药	首选用于单纯饮食控制及体育锻炼治疗无效的 2 型糖尿病,特别是肥胖的 2 型糖尿病;与胰岛素合用,可增加胰岛素的降血糖作用,减少胰岛素用量,防止低血糖发生;也可与磺脲类口服降血糖药合用,具协同作用	心力衰竭、呼吸衰竭、急性心肌梗死、休克等组织缺氧的疾病;严重感染和外伤、外科大手术、临床有低血压等;并发严重糖尿病肾病或糖尿病眼底病变;代谢性酸中毒;糖尿病酮症酸中毒;接受血管内注射碘化造影剂者,可以暂时停用本品;酗酒者;维生素 B$_{12}$、叶酸缺乏未纠正;对本品过敏	二甲双胍 0.5g,1~3 次 /d	华法林、地高辛、吗啡、普鲁卡因胺、奎尼丁、奎宁、雷尼替丁、氨苯蝶啶、甲氧苄氨嘧啶、万古霉素、噻嗪类利尿剂、糖皮质激素、酚噻嗪、甲状腺制剂、雌激素、口服避孕药、苯妥英、异烟肼、拟交感神经药、钙离子通道阻滞剂等
α- 葡萄糖苷酶抑制剂	2 型糖尿病;降低糖耐量减低者的餐后血糖	对本品过敏;有明显消化和吸收障碍的慢性胃肠功能紊乱;患有由于肠胀气而可能恶化的疾病(如 Roemheld 综合征,严重疝气、肠梗阻和肠溃疡);严重肾功能损害的患者	①阿卡波糖 50~100mg,3 次 /d ②伏格列波糖 0.2~0.3mg,3 次 /d	地高辛、考来烯胺、肠道吸附剂和消化酶类制剂等
胰岛素增敏剂	2 型糖尿病	对本品过敏;有心力衰竭或有心力衰竭危险因素;有心脏病病史,尤其是缺血性心脏病史;骨质疏松症或发生过非外伤性骨折病史;严重血脂紊乱;美国心脏病会分级为Ⅲ级或Ⅳ级的心力衰竭患者	①罗格列酮 4mg,1~2 次 /d ②吡格列酮 15~45mg,1 次 /d	吉非贝齐

注:MAO,单胺氧化酶抑制剂,monoamine oxi-dase inhibitor。

附表 5   临床常用药物参考

药名	适应证	药理作用及使用方法	禁忌证、注意事项及不良反应
丁苯酞软胶囊	用于治疗轻、中度急性缺血性脑卒中	【使用方法】空腹口服,2 粒 / 次 (0.2g),3 次 /d,20 天为 1 个疗程	【禁忌证】①对本品过敏者禁用 ②有严重出血倾向者禁用 【不良反应】本品不良反应较少,主要为氨基转移酶轻度一过性升高,根据随访观察的病例,停药后可恢复正常。偶见恶心、腹部不适及精神症状等
二维三七桂利嗪胶囊	用于缺血性脑血管病及其后遗症	【使用方法】口服。1 粒 / 次,2 次 /d	【禁忌证】①对本药过敏者禁用 ②有抑郁症病史者禁用 ③孕妇及哺乳期妇女禁用 【不良反应】少数患者用药后有口干、头晕、嗜睡、疲惫、胃部不适等不良反应,减量或继续用药,症状可自行消失。偶见抑郁和锥体外系反应
蚓激酶肠溶胶囊	适用于纤维蛋白原增高或血小板凝集率增高的缺血性脑血管病患者	【使用方法】口服:2 粒 / 次,3 次 /d,饭前半小时服用,每 3~4 周为 1 个疗程,可连服 2~3 个疗程,也可连续服用至症状好转;或遵医嘱	【禁忌证】对本品过敏者禁用 【注意事项】①本品必须饭前服用 ②不适用于急性出血患者 ③有出血倾向患者慎用 【不良反应】个别患者出现头痛、头晕、皮疹、皮肤瘙痒等

续表

药名	适应证	药理作用及使用方法	禁忌证、注意事项及不良反应
乙酰天麻素片	镇静、安眠、镇痛。用于失眠、神经衰弱及血管性头痛和神经性头痛等	【药理作用】①具有增加脑血流量并缓解脑血管痉挛的作用;可恢复大脑皮层兴奋与抑制过程间的平衡失调,有效改善γ-氨基丁酸、5-羟色胺、降钙素基因相关肽等递质的代谢,具有镇静、抗焦虑抑郁、安眠和镇痛等作用;②具有吸收快,体内不易蓄积,服用后不影响第2天工作及生活的特点 【使用方法】口服。成人,用于镇静助眠,2~4片/次(100~200mg),睡前30min服用;用于头痛,2片/次(100mg),3次/d	【禁忌证】对本品过敏者禁用,过敏体质者慎用 【注意事项】如出现突发性剧烈且持续的头痛,应及时去医院
小牛血清去蛋白肠溶胶囊	用于改善脑供血不足,颅脑外伤引起的神经功能缺损	【使用方法】口服,3次/d,20mg/次(4粒),持续2周。此后为维持剂量,3次/d,10mg/次(2粒),疗程视病情持续2~4周	【禁忌证】①严重肾功能障碍者 ②对同类药物有过敏反应者 【注意事项】如果存在禁忌或出现不良反应,请通知医师。如果在使用本品期间同妊娠也请通知医师。注意防止儿童误服。有过敏体质的患者,在罕见情况下可能出现过敏反应(例如荨麻疹、皮肤潮红、药物热、休克等)
小牛血清去蛋白注射液	改善脑部血液循环和营养障碍性疾病(缺血性损害、颅脑外伤所引起的神经功能缺损)	【使用方法】脑部缺血性损害:20~30ml/次,静脉滴注,1次/d,连续2~3周	【禁忌证】对本品或同类药品过敏者禁用 【注意事项】①本品不宜与其他药物混合输注 ②本品为高渗溶液,肌内注射时要缓慢,注射量不超过5ml ③本品如果发生沉淀或混浊,禁止使用 ④过敏反应较为罕见(例如荨麻疹、皮肤潮红、药物热、休克等),如发生过敏反应应立即停药,并给予抗过敏处理

续表

药名	适应证	药理作用及使用方法	禁忌证、注意事项及不良反应
马来酸桂哌齐特注射液	①脑血管疾病：脑动脉硬化，一过性脑缺血发作，脑血栓形成，脑栓塞，脑出血后遗症和脑外伤后遗症 ②心血管疾病：冠心病，心绞痛，如用于治疗心肌梗死，应配合有关药物综合治疗 ③外周血管疾病：下肢动脉粥样硬化病，血栓闭塞性脉管炎、动脉炎、雷诺病等	【使用方法】 4支/次，稀释于10%的葡萄糖注射液或生理盐水500ml中，静脉滴注，速度为100ml/h，1次/d	【禁忌证】 ①脑内出血后止血不完全者(止血困难者) ②白细胞减少者 ③服用本品造成白细胞减少的患者 ④对本品过敏的患者 【不良反应】 ①血液系统：偶有发生粒细胞缺乏，如有发热，头痛，无力等症状出现时，应立即停止用药，并进行血液检查；有时会发生白细胞减少，偶有发生血小板减少，此时应仔细观察症状并立即停药 ②消化系统：有时发生腹泻，腹痛，便秘，胃痛，胃胀和恶心等胃肠道功能紊乱症状 ③神经系统：有时发生头痛，头晕，失眠，神经衰弱等症状，偶有瞌睡症状 ④皮肤：有时出现皮疹，瘙痒症状 ⑤肝脏：有时出现门冬氨酸转氨酶，丙氨酸转氨酶升高，偶有碱性磷酸酶升高 ⑥肾脏：有时出现血尿素氮升高 ⑦心脏：偶有心悸
依达拉奉注射液	用于改善急性脑梗死所致的神经症状，日常生活活动能力和功能障碍	【使用方法】 30mg/次，临用前加入适量生理盐水中稀释后静脉滴注，30min内滴完，2次/d，14d为1个疗程。尽可能在发病后24h内开始给药	【禁忌证】 ①重度肾功能衰竭的患者(有致肾功能衰竭加重的可能) ②既往对本品有过敏史的患者 【注意事项】 ①轻、中度肾功能损害患者慎用(有致肾功能衰竭加重的可能) ②肝功能损害患者慎用(有致肝功能损害加重的可能) ③心脏病患者慎用(有致心脏病加重的可能，或可能伴有肾功能不全)

续表

药名	适应证	药理作用及使用方法	禁忌证、注意事项及不良反应
氢溴酸樟柳碱注射液	缺血性脑卒中，偏头痛，缺血性视神经病变，视网膜血管痉挛，帕金森病	【使用方法】静脉滴注或肌内注射，2mg/次，1~2次/d；必要时，3~4mg/次，1~2次/d。可将本品加入5%葡萄糖注射液或0.9%氯化钠注射液100~250ml中，静脉滴注。儿童与老年患者用量酌减	【禁忌证】①青光眼患者禁用 ②出血性疾病，脑出血急性期患者禁用 ③对本品过敏者禁用 【注意事项】心脏病、严重心力衰竭、心律失常患者慎用
复方曲肽注射液	用于治疗脑卒中等急慢性脑血管疾病、老年性痴呆、颅脑外伤、脊髓损伤等原因引起的中枢神经损伤、周围神经损伤、脑血管外创伤及创伤后的神经系统后遗症，以及脑血管疾病所引起的脑功能障碍等后遗症；用于闭塞综合征、动脉硬化、血栓性静脉炎、毛细血管出血以及血管通透性升高引起的水肿	【使用方法】①肌内注射：2~4ml/次，2次/d；或遵医嘱 ②静脉滴注：10ml/次，1次/d，稀释于250~500ml 0.9%氯化钠注射液或5%葡萄糖注射液中使用。20d为1个疗程；或遵医嘱	【禁忌证】对本品任何成分过敏者禁用 【注意事项】过敏体质者及哺乳期妇女慎用本品 不能与平衡氨基酸注射液在同一瓶中输注 具体请在医师指导下使用 【不良反应】胃肠系统损害，呼吸系统损害，皮肤及其附件损害等，详见药品说明书
复方脑肽节苷脂注射液	用于治疗脑卒中、老年性痴呆、颅脑损伤、脊髓损伤及创伤性周围神经损伤，用于治疗脑部疾病引起的功能障碍	【使用方法】①肌内注射：2~4ml/次，2次/d；或遵医嘱 ②静脉滴注：10~20ml/次，加入0.9%氯化钠注射液或5%葡萄糖注射液250ml中，缓慢滴注(2ml/min)，1次/d，2周为1个疗程；或遵医嘱。儿童酌减或遵医嘱	【禁忌证】对本品任何成分过敏者禁用 【注意事项】①肾功能不全者慎用 ②安瓿如有裂缝或颜色明显变浊变黄勿用 具体请在医师指导下使用 【不良反应】胃肠系统损害，呼吸系统损害，皮肤及其附件损害等，详见药品说明书

药名	适应证	药理作用及使用方法	禁忌证、注意事项及不良反应
谷红注射液	用于治疗脑血管疾病如脑供血不足、脑血栓、脑栓塞及脑出血恢复期；肝病、神经外科手术等引起的意识功能低下；智力减退、记忆力障碍等。还可用于治疗冠心病、脉管炎等症	【使用方法】 静脉滴注，10~20ml/次，用5%或10%葡萄糖注射液或0.9%氯化钠注射液250~500ml稀释后应用，1次/d。10~15d为1个疗程	【禁忌证】 对本品过敏者禁用 【注意事项】 ① 药品性状发生改变时禁止使用 ② 有出血倾向患者慎用 【不良反应】 偶见发热、皮疹等过敏反应，个别病例可能引起血压下降
银杏蜜环口服溶液（银杏叶提取物、蜜环菌粉）	用于冠心病、心绞痛、缺血性脑血管疾病，可改善心、脑缺血症状	【药理作用】 扩张冠状动脉及脑血管。增加冠脉血流量及脑血流量，改善心脑组织微循环。可抑制血小板聚集及抗血栓形成 【使用方法】 口服，10ml/次，3次/d；或遵医嘱	【禁忌证】 对本品过敏者禁用 【注意事项】 请在医师指导下服用
脉络通颗粒（党参、当归、地龙、丹参、红花、木贼、葛根、槐米、山楂、川芎、维生素C、柠檬酸、碳酸氢钠）	益气活血，化瘀止痛。适用于胸痹引起的心胸疼痛、胸闷气短、头痛眩晕及冠心病、心绞痛具有上述诸症；脑卒中引起的肢体麻木、半身不遂等症	【药理作用】 现代药效学研究表明，方中丹参、川芎、红花、葛根、山楂、木贼草能扩张冠状动脉或脑血管，丹参、山楂、槐米能减慢心率、降低血压，降低心肌收缩力、减少心氧耗量，川芎、丹参、红花、葛根、山楂、地龙具有抑制血小板聚集、抗血栓作用，有效保护缺血缺氧导致的心脑损伤。此外，丹参、葛根、槐米、山楂、木贼草、地龙具有降血压作用，槐米、山楂、红花、具有降血脂作用，以改善心脑血管疾病的原发疾病，降低心脑血管疾病的发病率和有效改善其预后 【使用方法】 开水冲服，搅匀后服用，一次6g（1袋），3次/d	【禁忌证】 妊娠妇女及痰火内盛者忌服 【注意事项】 尚不明确

续表

药名	适应证	药理作用及使用方法	禁忌证、注意事项及不良反应
脉络通胶囊 (党参,当归,地龙,丹参,红花,木贼,葛根,槐米,山楂,川芎,维生素C,柠檬酸,碳酸氢钠)	益气活血,化瘀止痛。适用于胸痹引起的心胸疼痛,心绞痛,短;头痛胶晕及冠心病,心绞痛具有上述诸症;脑卒中引起的肢体麻木,半身不遂等证	[药理作用] 现代药效学研究表明,方中丹参,川芎,红花,葛根,山楂,木贼草能扩张冠状动脉或脑血管,丹参,山楂,槐米能减慢心率,降低血压,降低心肌收缩力,减少氧耗量,川芎,丹参,红花,葛根,山楂,地龙具有抑制血小板聚集,抗血栓作用,有效保护缺血缺氧导致的心脑损伤。此外,丹参,葛根,槐米,山楂,木贼草,地龙具有降血压作用,丹参,红花,具有降血脂作用,降低心脑血管疾病的原发疾病,改善心脑血管疾病的发病率和有效改善其预后 [使用方法] 口服,2粒/次,3次/d	[禁忌证] 妊娠妇女及痰火内盛者忌服 [注意事项] 尚不明确
脑心通胶囊 (黄芪,赤芍,丹参,当归,川芎,桃仁,红花,醋乳香,醋没药,鸡血藤,牛膝,桂枝,桑枝,地龙,全蝎,水蛭)	益气活血,化瘀通络。用于气虚血滞,脉络瘀阻所致中风中经络,半身不遂,肢体麻木,口眼歪斜,舌强语謇及胸痹心痛,胸闷,心悸,气短;脑梗死,冠心病,心绞痛属上述证候者	[药理作用] 脑心通胶囊对"血瘀"模型的全血高切,低切黏度,还原黏度,血小板黏附率均有显著降低作用;可抑制血小板聚集;可明显抑制血栓形成,有一定的量效关系;可明显增加脑血流量,明显降低脑血管阻力,明显延长凝血时间;可增加全心肌供血,改善心功能;缩小心肌梗死范围,提示脑心酸脱氢酶活性,缩小心肌梗死范围,提示脑心通胶囊具有抗急性心肌缺血作用 [使用方法] 口服,3次/d,4粒/次;或遵医嘱	[禁忌证] 妊娠妇女禁用 [注意事项] 胃病患者饭后服用

续表

药名	适应证	药理作用及使用方法	禁忌证、注意事项及不良反应
消栓肠溶胶囊(黄芪,当归,赤芍,地龙,川芎,桃仁,红花)	补气,活血,通络。用于缺血性中风气虚血瘀证,症见半身不遂,肢体瘫软,昏厥,半身不遂,口舌歪斜,语言謇涩,面色㿠白,气短乏力	【药理作用】 地龙:清热,平肝,止喘,通络。归肝,胃,肺,膀胱经。功能清热平肝,熄风止痉,平喘,利尿,通络除痹。主治高热烦躁,惊痫抽搐,肺热喘咳,热结尿闭,痹痛肢麻,半身不遂,以及疮疡肿毒等证 【使用方法】 口服。一次2粒,3次/d。饭前30min服用;或遵医嘱	【禁忌证】 对本品过敏者禁服,妊娠妇女忌服 【注意事项】 阴虚阳亢证及出血性倾向者慎用
血塞通软胶囊(每粒含三七总皂苷100mg)	活血祛瘀,通脉活络。用于瘀血阻络所致的缺血性中风病(脑梗死)中经络恢复期,症见半身不遂,偏身麻木,口舌歪斜,语言謇涩;以及心脉瘀阻,症见胸痹心痛,胸闷心慌等。脑血管病后遗症、冠心病、心绞痛属上述证候者	【药理作用】 ①有效抑制血小板聚集,降低血液黏稠度,抑制血栓形成,改善微循环,增加脑血流量 ②扩张冠状动脉和外周血管,降低外周阻力,减少和降低心肌耗氧量,增加心肌灌注量,对心肌缺血有一定改善作用 ③具有降血脂,抗疲劳,耐缺氧,提高和增强巨噬细胞功能等作用 【使用方法】 口服,1~2粒/次(100mg/粒),3次/d,4周为1个疗程	【禁忌证】 妊娠妇女禁用 【注意事项】 产妇慎用
血栓通胶囊	活血祛瘀,通脉活络。用于脑络瘀阻引起的中风偏瘫,心脉瘀阻引起的胸痹心痛;脑梗死,冠心病心绞痛见上述证候者	【使用方法】 口服,1~2粒/次,3次/d	【禁忌证】 尚不明确 【注意事项】 尚不明确

续表

药名	适应证	药理作用及使用方法	禁忌证、注意事项及不良反应
灯银脑通胶囊（灯盏细辛，满山香，银杏叶，三七）	彝医：习咪目奴，涡格怒涡革衣，查啉欧咳。中医：行气活血，散瘀通络。用于中风中经络，瘀血阻络证，症见半身偏瘫，肢体麻木，语言謇涩，健忘，头晕头痛等；以及血脉瘀阻所致的胸痹，症见胸痛，胸胁满闷等。冠心病心绞痛属上述证候者	【药理作用】改善血液循环，减轻再灌注损伤；抗血栓形成；改善血管内皮功能；保护神经，抑制神经细胞的凋亡；本品可提高小鼠跳台和走迷宫实验的学习成绩，增强对其记忆的保持，可改善认知功能障碍 【使用方法】口服。2粒/次，3次/d；14d为1个疗程；或遵医嘱	【禁忌证】妊娠妇女禁用 【注意事项】若发现不良反应，应立即停药，并进行相应的处理
心脉通胶囊（当归，丹参，毛冬青，粉葛，牛膝，钩藤，槐花，三七，决明子，夏枯草）	活血化瘀，通脉养心，降压降脂。用于高血压，高脂血症等	【药理作用】心脉通胶囊对脑梗死恢复期具有很好的临床使用价值，并能有效地降低患者的血液表观黏度及血脂，保护血管内皮功能 【使用方法】口服（饭后服用），4粒/次，3次/d	【禁忌证】妊娠妇女禁服
松龄血脉康胶囊	平肝潜阳，镇心安神。用于肝阳上亢所致的头痛、眩晕、急躁易怒、心悸、失眠；高血压、高脂血症等心脑血管疾病见上述证候者	【药理作用】具有可靠而稳定的降压作用，对正常血压无影响；对高脂血症具有显著的预防和治疗作用，可明显抑制高脂餐诱发的高脂血症，显著降低高脂血症的血清总胆固醇、甘油三酯和低密度脂蛋白 【使用方法】口服，3粒/次，3次/d；或遵医嘱	【注意事项】个别患者服药后若出现轻度腹泻、胃脘胀满等，饭后服用有助于减轻或改善这些症状

药名	适应证	药理作用及使用方法	禁忌证、注意事项及不良反应
龙心素胶囊（鲜地龙提取物）	活血通络，用于瘀血阻络所致的缺血性中风，症见半身不遂，肢体麻木，口眼歪斜	【使用方法】 口服，1粒/次，3次/d，饭后温水送服，每30d为1个疗程	【禁忌证】 尚不明确 【注意事项】 有出血性疾病患者禁用
脑栓通胶囊（蒲黄、赤芍、郁金、天麻、漏芦）	活血通络，祛风化痰。用于风痰瘀血痹阻脉络引起的缺血性中风病中经络急性期和恢复期。症见半身不遂，口舌歪斜，语言不利或失语，偏身麻木，舌质暗淡或暗红，苔薄白或白腻，脉沉细或弦细、弦滑。脑梗死见上述证候者	【使用方法】 口服，3粒/次，3次/d，4周为1个疗程	【禁忌证】 妊娠妇女禁服 【注意事项】 ①产妇慎用 ②服用时即开即服，请勿提前剥离或破坏铝塑包装
蒲参胶囊	活血祛瘀，滋阴化浊。用于高脂血症的血瘀证。症见头晕目眩，头部刺痛，胸闷胸痛，心悸气，肢体麻木，舌质紫暗或有瘀点，脉象细涩	【使用方法】 口服，一次4粒，3次/d	【禁忌证】 尚不明确 【注意事项】 尚不明确
华佗再造丸（川芎、吴茱萸、冰片等）	活血化瘀，化痰通络，行气止痛。用于瘀痰阻络之中风恢复期和后遗症，症见半身不遂，拘挛麻木，口眼歪斜，言语不清	【药理作用】 增加脑部血流量；抗凝血，抗血栓，改善血液流变性，抑制家兔血小板聚集；促进脑出血后血肿病灶的清除与修复，有利于改善临床偏瘫症状；改善心功能 【使用方法】 常用量：8g/次（约48~50粒丸），早晚各服1次。连服10d，停药1d，30d为1个疗程，可连服3个疗程。预防量与维持量4g/次，早晚各服1次	【禁忌证】 妊娠妇女忌服 【注意事项】 服药期间如有燥热感，可用白菊花蜜糖水送服，或减半服用，必要时暂停服用1~2d

续表

药名	适应证	药理作用及使用方法	禁忌证、注意事项及不良反应
银杏叶滴丸	活血化瘀通络。用于瘀血阻络引起的胸痹心痛、中风、半身不遂，舌强语謇；冠心病稳定型心绞痛，脑梗死见上述证候者	【使用方法】口服。5 丸 / 次，3 次 /d；或遵医嘱	【禁忌证】尚不明确 【注意事项】少年儿童、妊娠妇女 / 产妇慎用
脑心清片（柿叶提取物）	活血化瘀，通血络，用于脉络瘀阻，眩晕头痛，心悸气短，肢体麻木、胸痹心痛、胸中憋闷；冠心病、脑动脉硬化症见上述证候者。循证医学研究结果显示脑心清片用于治疗脑卒中疗效显著，安全性好，显著性增加中医证候总评分的疗效，提高了单项症状如下肢不遂、口唇发绀、失眠多梦总有效率	【使用方法】口服，一次 2~4 片，3 次 /d	【禁忌证】尚不明确 【注意事项】尚不明确
注射用血塞通（三七总皂苷冻干粉针剂）	活血祛瘀，通脉活络。用于中风偏瘫，瘀血阻络及脑血管疾病后遗症，胸痹心痛、视网膜中央静脉阻塞属瘀血阻滞证者	【使用方法】临用前加注射用水或相应的氯化钠注射液或葡萄糖注射液使其溶解 ① 静脉滴注：1 次 /d，200~400mg/ 次，以 5% 或 10% 葡萄糖注射液 250~500ml 稀释后缓慢滴注 ② 静脉注射：1 次 /d，200mg/ 次，以 25% 或 50% 葡萄糖注射液 40~60ml 稀释后缓慢注射 糖尿病患者可用氯化钠注射液代替葡萄糖注射液稀释后使用；15 天为 1 个疗程，停药 1~3d 后可进行第 2 个疗程	【禁忌证】① 人参和三七过敏者禁用 ② 对本品过敏者禁用 ③ 出血性疾病急性期禁用 ④ 儿童禁用

续表

药名	适应证	药理作用及使用方法	禁忌证、注意事项及不良反应
丹红注射液	活血化瘀，通脉舒络。用于瘀血闭阻所致的胸痹及中风，证见：胸闷，胸痛，心悸，口眼歪斜，言语謇涩，肢体麻木，活动不利等；冠心病，心绞痛，缺血性心肌梗死，瘀血型肺心病，脑病，脑血栓	【使用方法】 ① 肌内注射：2~4ml/次，1~2次/d ② 静脉注射：4ml/次，加入50%葡萄糖注射液20ml稀释后缓慢注射，1~2次/d ③ 静脉滴注：20~40ml/次，加入5%葡萄糖注射液100~500ml稀释后缓慢滴注，改用葡萄糖注射液1~2次/d；伴有糖尿病等特殊情况时，改用0.9%的生理盐水稀释后使用；或遵医嘱	【禁忌证】 ① 对本品过敏者或严重不良反应病史者禁用 ② 有出血倾向者禁用 ③ 孕妇及哺乳期妇女忌用 【注意事项】 ① 本品不宜与其他药物混合在同一容器内使用 ② 本品为纯中药制剂，保存不当可能影响产品质量。发现药液再现浑浊、沉淀、变色、漏气等现象时不能使用
银杏内酯注射液（主要成分为白果内酯、银杏内酯A、银杏内酯B和银杏内酯C等，辅料为甘油、乙醇）	活血化瘀，通经活络。用于中风病中经络（轻、中度脑梗死）瘀血阻络证，症见半身不遂，口舌歪斜，言语謇涩，肢体麻木等	【药理作用】 兼具拮抗PAF及保护神经血管单元的作用。其中银杏内酯A、B、C通过拮抗PAF从而起到抑制血小板聚集和抗炎的作用；白果内酯具有明确的保护神经血管单元的作用；两种成分协同增效 【使用方法】 静脉滴注：5支/次（10ml），临用前将药物加入到0.9%氯化钠注射液250ml或5%葡萄糖注射液250ml中稀释，1次/d，滴注速度不高于40~60滴/min。疗程为14d	【注意事项】 ① 用药前应仔细询问患者用药和过敏史，过敏体质者慎用 ② 用药前应仔细认真检查药品以及配制后的滴注液，发现药液出现浑浊、沉淀、变色、结晶等现象时不能使用
银杏二萜内酯葡胺注射液（成分为银杏二萜内酯25mg，含银杏二萜内酯A、银杏二萜内酯B、银杏二萜内酯K等）	活血通络。用于中风病中经络（轻、中度脑梗死）恢复期瘀痰阻络证，症见半身不遂，口舌歪斜，言语謇涩，肢体麻木等	【使用方法】静脉滴注。一次1支（25ml），临用前将药物缓慢加入到0.9%氯化钠注射液250ml或5%葡萄糖注射液250ml中稀释，缓慢静脉滴注，1次/d，用药期间需严格控制滴速，首次使用时滴速应控制为10~15滴/min，观察30min内无不适者，可适当增加滴注速度，但应逐渐提高滴注速度到不高于30滴/min，疗程为14d	【禁忌证】 ① 对本品或银杏类制剂有过敏或严重不良反应病史者禁用 ② 本品含有葡甲胺，对葡甲胺及葡甲胺类制剂过敏者禁用 ③ 孕妇及哺乳期妇女禁用 【注意事项】 ① 用药前应仔细询问患者用药和过敏史，过敏体质者慎用 ② 用药前应仔细认真检查药品以及配制后的滴注液，发现药液出现浑浊、沉淀、变色、结晶等现象时不能使用

续表

药名	适应证	药理作用及使用方法	禁忌证、注意事项及不良反应
参芍葡萄糖注射液	用于闭塞性脑血管疾病及其他缺血性血管疾病	【使用方法】静脉滴注,1次/d,每次100~200ml;或遵医嘱;儿童及老年患者应遵医嘱	【禁忌证】①对本品过敏者禁用 ②脑出血及有出血倾向的患者忌用 【注意事项】①静脉滴注速度不宜过快 ②糖尿病患者用药可在医师指导下使用 ③本品不宜与碱性注射剂一起配伍
丁苯酞注射液	用于急性缺血性脑卒中患者神经功能缺损的改善	【使用方法】在发病后48h内开始给药。静脉滴注,2次/d,25mg/次(100ml),每次滴注时间不少于50min,2次用药时间间隔不少于6h,疗程14d	【禁忌证】对本品任何成分过敏者 【注意事项】①心动过缓、病窦综合征患者慎用 ②肝功能损害者慎用 ③有严重出血倾向者慎用 ④经丙基-β-环糊精通过肾小球滤过清除,因此,肌酐清除率<30ml/min的患者慎用本品
九味镇心颗粒	养心补脾,益气安神。用于广泛性焦虑症心脾两虚证,症见多思善虑、失眠多梦、心悸、食欲缺乏、神疲乏力、头晕、易汗出、善太息、面色萎黄、舌淡苔薄白、脉弦细或沉细	【使用方法】温开水冲服。早、中、晚各服1袋,3次/d	【禁忌证】尚不明确 【注意事项】心功能、肝功能异常及白细胞减少者慎用

注:PAF,血小板活化因子,platelet activating factor。